U0022129

CARE
Good Care ,
Good Living

CARE
Good Care ,
Good Living

交感神經作用

唾液減少

瞳孔放大

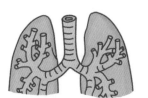
支氣管擴張

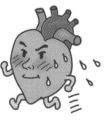
心跳變快

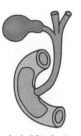
減少膽汁分泌

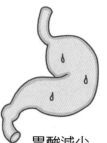
胃酸減少

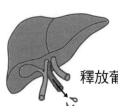
釋放葡萄糖

減緩蠕動

抑制膀胱收縮（充滿尿液）

（分泌

副交感神經作用

瞳孔收縮

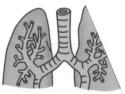

唾液增

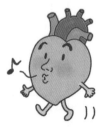

心跳減緩

支氣管收縮

乳汁）

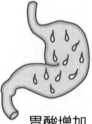

胃酸增加

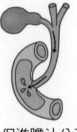

促進膽汁分泌

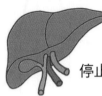

停止釋放葡萄糖

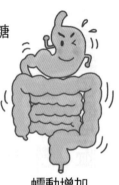

蠕動增加

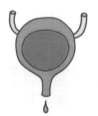

增加膀胱收縮（排空尿液）

中西醫併治遠離身心症
經絡與自律神經的協奏共舞

作者：賴榮年

目錄

序

經絡學說與自律神經系統
高度相關的好書

李文華／中國醫藥大學校長

　　中醫學是所有世界上最古老的醫學之一，近五十年以來，科學期刊發表針灸研究論文，證實其為療效最多的古老醫學。而在對治自有人類以來，就存在的自律神經系統失序的疾病，更是累積了超過千年的古籍記載及臨床治療經驗。

　　賴榮年醫師結合了多年的臨床經驗、中醫基礎理論、自律神經系統的解剖、生理、病理變化後，指出自律神經系統與經絡學說，有高度相關的理論；這的確是一件很大膽而創新的假說。賴醫師進一步指出膀胱經、肺經、心經的特定穴道，於對治自律神經失調各式各樣的症狀使用時機，藉此也可看出賴醫師必然累積了長期的實證經驗，才能訂定出如此明確的治療策略。

　　《中西醫併治遠離身心症・經絡與自律神經的協奏共舞》這本書，很易讀好懂的教大家認識自律神經失調或是身心症這個令人不快樂的疾病，在書中教大家如何早期發現身體的肝、心、脾、肺、腎，這五個系統的異常，清楚告訴讀者面對這些症狀，如何正確看待及採用合適的中醫藥、按摩、行針、艾灸等方法，讓大家能更了解自己的身體、面對自律神經失衡狀態時，有針對性的調養，就能有效率的保持身體健康。

　　中國醫藥大學創校至今已五十週年，培育了無數優秀的中醫及西醫的醫師，在全國各個醫學中心及基層醫療服務，照顧民眾健康不遺餘力。賴醫師堪稱為婦產科中西醫學整合的典範，他為本校第十四屆畢業的中西醫學雙修校友，畢業後成為婦產科專科醫師至今已有三十年的臨床經驗。期間於台灣大學職業醫學研究所進修，並先後取得職業醫學博士及職業醫學專科醫師，奠定了良好的科學研究基礎；也是第一位向台北市衛生局申請通過，在醫院中同時執行中醫及西醫醫療服務的校友。

　　這本書，是賴醫師以其累積中西醫整合併治二十年經驗的大作，我很高興能為這位一直自我突破、開創新療法的校友，嘔心瀝血所寫的這本好書作序推薦，也期待更多的朋友，在讀過此書後，能自我健康管理，保有好體能與快樂的心靈！

身為醫者
應該要給病人更好的痊癒機率

賴榮年 / 自序

　　以西醫來說，我是婦產科專科醫師，職業醫學專科醫師、職業醫學博士；我同時也是中醫內科、婦科專門的醫師、一位針灸醫師。我曾任國立陽明大學專職副教授，現任中國醫藥大學的專任教授。曾經長達二十年，我以中醫執照登記的中醫師，進行中西醫整合療法，從公職退休後，以婦產科專科執照登記的婦產科專科醫師，進行中西醫整合療法。

　　從過往經歷可以看出，我有個「不安分的靈魂」，這樣的不安分，是來自不滿足醫療現況對病患的照護，時代如此進步，身為醫者，應該要能給予病人更好的痊癒機率。從現代醫學到傳統醫學，從科學知識到中醫學的經驗方，是這三十年來，為探尋更好醫療技術軌跡，這心路歷程就像是不斷挑戰自我的登山者，僅

聽到自己孤寂的呼吸聲，為超越自我、不氣餒的加油打氣。

　　無法治癒前來求治的病人，是主要引起我心不安的原因，面對落寞無助的病人，改變、尋求柳暗花明，是唯一的出路；悉心改變現有的醫療方式，突破既有的思考模式，才有可能創新，才有可能超越。因此，我常教導醫學生及自勉：

　　面對病人的問題，要有更開放的胸襟及視野，用我們有限的知識及經驗，研判哪些方法，能幫病人做最好的改善？並盡可能的幫忙恢復健康！

　　二十多年來，習慣成自然的不斷自我要求，思索、再修正、再調整後，我有越來越多的臨床體悟了，治病的能力也越來越精進，每一次的門診、每一個個案，情況皆不同，而我也需要每一次重新思考、分析、設計我所準備治療的策略。這樣的過程需要高度的專心，也是非常耗費心神的工作，然而在面臨越來越多、越困難的病人的時候，我的體力其實已經無法在每一次

半天的門診，每一診都要照顧好兩百位，甚至直逼三百位的病人。雖然大量的病人願意指名來看診，意味著我主張的中西醫整合療法方向是對的，病人們深受其益，所以口耳相傳；大量的病人，不也意味著目前的主流醫學，無法解決的問題，還真不少。

礙於個人的體力有限，卻又放不下這麼大量需要幫助的病人，除了在學校教導更多的年輕醫學生，學習我所發展出來的中西醫整合療法，另外一條路呢？就是寫書！我很清楚的知道立德、立功、立言是人生追求目標的三不朽，個人平凡，不敢奢談立德、立功，而僥倖的是在做中西醫整合療法的前輩醫師們，著書立論並不太多，使得我有一點點機會能夠立言。

寫書，一則能夠引導我沒有教到的醫學生或是年輕醫師們；再則，也是最重要的，是能夠讓病人及早知道如何防範得病，得病後如何預防惡化，那麼才能夠真正的減少大量求助無門的病人。

2010 年中，當大塊文化的鈴慧主編，找我洽談出

書事宜，我立刻提出不孕症中西醫整合療法的我思我見，並於 2011 年 2 月，出版我的第一本中西醫併治系列叢書《中西醫併治‧好孕不遲到》，雖然一開始，我以為不孕症的族群偏屬少數，但沒想到出版後頗受好評，至今也已五刷了。

由於婦產科專科訓練的背景，我自然在中醫婦科方面特別用心，事實上我一開始臨床頗有心得的，是卵巢機能退化的更年期症候群。我發現更年期的潮熱、失眠、肌肉筋骨痠痛及陰道乾澀等，中醫療法有非常好的治療效果，除了發表了幾篇更年期研究論文於美國及歐洲的科學期刊外，也進一步發明了台灣更年期一號（TMN-1）的中藥方，專門治療陰虛更年期的諸多不適症狀，並取得我國專利。

我的另一重要的發現，中醫藥療法不是用補充雌激素的方式，來改善更年期症候群。因為從研究中得知更年期婦女症狀雖然明顯的改善，但從抽血的指數可以看出她們的雌激素血中濃度並沒有差異，這意味著以中醫藥、針灸，是可以不用補充女性荷爾蒙的另一種途徑，能達到甚至優於補充女性荷爾蒙的治療效

果。這是目前科學界仍不是太清楚的機轉，但的確讓
婦女朋友減少許多更年期的不適，也不會有因為在服
用女性荷爾蒙西藥，而擔心著罹患乳癌的陰影。

　　中醫臨床方面，個人頗有心得的是對治痛經，雖
有很多婦女受苦，且西藥止痛藥方便、隨手可買，效
果又快，看似沒什麼大不了，但仔細了解後，可以知
道目前科學界用避孕藥等方法，雖可以有效的改善痛
經，但不見得都能痊癒這婦女朋友的生理痛苦；更何
況很多婦女無法忍受藥物所引起的副作用。因此世界
再先進的國家，也都允許婦女一個月一天的生理假，
而美國婦女每年因為痛經，減少六億小時的工時，也
就是等同兩萬億美金的損失，這種天文數字，是醫療
現況，也應是婦女朋友的無奈吧？

　　而我發現，用中醫療法來改善、減緩痛經成功的
比例頗高，一旦中醫療法有效改善、減緩痛經的症狀，
大多再調理三次月經週期後，原發性痛經，從此痊癒
不再犯的婦女大有人在。雖然目前科學界仍不太清楚
流傳數千年的中藥，用的是什麼有效機轉，可以不用
止痛藥、避孕藥，而達到、甚至痊癒痛經的優越療效。

　　近年來，隨著累積治療痤瘀的病例越來越多，我主張，讓婦女朋友每次月經週期都冷汗直流、痛不欲生，甚至在床上打滾的子宮腺肌症、子宮內膜異位症及卵巢巧克力囊腫，應以中醫療法為主來加以治療。在《中西醫併治・好孕不遲到》書中，我有提到用中醫療法治癒一位資深泌尿科醫師的妹妹，由痛不欲生的子宮腺肌症及 5 公分的卵巢巧克力囊腫，先是改善每個月可怕的經痛，而後解除了長達十年，遍訪名醫的不孕症，又在懷孕生子後，調理到超音波再也找不到子宮腺肌瘤，及扁掉了的卵巢囊腫。

　　有一次，急診送進來一位每個月都經痛，痛到要送急診的已婚婦女，當天正好是我值班，被告知在急診應做的止痛針等能處置的方式都做了，病人仍痛到在地上打滾，因為在狹窄的急診床上翻滾，怕會跌落到床下受傷，所以暫時安置她躺地墊上。

　　以當時病人扭來扭去的情況根本無法檢查，於是我先在血海穴下了一針後，疼痛竟明顯緩解，我才能開始做超音波檢查，但病人身體還是有些躁動扭來扭去。我第二針再下三陰交穴後，症狀幾乎消除，第三

　　針再扎百會穴，終於可以很順利的完成超音波檢查，前後不到 15 分鐘，我離開超音波室時，病人可能一整個晚上忍痛掙扎得太累了，竟然在檢查床上睡著了。

　　在現況醫療中，子宮腺肌症、子宮內膜異位症、卵巢巧克力囊腫，婦產科醫師往往建議腹腔鏡或剖腹探查等侵入性的手術。但糟糕的是，有很大比例的婦女，會在未來兩三年間復發子宮腺肌症及子宮內膜異位症，而面臨要不要再開刀的困難抉擇；她們的腹腔也隨著再一次手術，再一次的沾黏；卵巢也隨著再一次的手術，再一次縮小殘存的儲量及功能。

　　身為醫者實在很不忍，看到她們錯過了用非侵入性的治療方式，而讓自己在未來要面對子宮內膜異位症、腹腔沾黏、卵巢老化，三個原本分別都會造成不孕的因素，集結發生在同一個人身上，平添成功懷孕的難度及複雜度。我在處理卵巢機能退化調理的同時，能有效治療子宮腺肌症、子宮內膜異位症等不孕症的主要殺手後，不孕症中西醫的整合療法，於是逐漸成形，我主張的是：

　　不孕症的婦女，如果可以用中醫藥療法治療，則以中醫藥療法優先，如果有輸卵管阻塞或者是其他原因，必須使用試管嬰兒等人工生殖方法，也一定同時要將中藥及針灸等中醫療法整合在一起使用，才能夠提高懷孕機率以及減少死產率！

　　2013年，第二本中西醫整合的書《感冒應該看中醫》至今已三刷，這本表面上看起來好像是一本專談中醫藥治感冒的書，但其實在治療感冒，以及感冒在錯誤治療、或沒徹底治療後，所引發的慢性咽喉炎、鼻竇炎、過敏性鼻炎、扁桃腺炎、支氣管炎、氣喘等的中醫藥療法都包含在書裡。雖然裡面的處方，都是將近兩千年前的《傷寒論》、《金匱要略》書中的處方，但是我認為這是一本具有非常新觀念的中醫藥療法書。

　　表面上看起來，感冒應該歸屬於西醫的耳鼻喉科、小兒科或是胸腔內科；但如果從中醫的角度來看，感冒及其所產生相關的後遺症，會影響到身體的肌肉、骨骼系統、睡眠的深度、心肺功能、免疫系統，可以波及到婦科的不孕、子宮內膜異位、痛經、月經不

調……都有直接間接的相關性。因為「風為百病之長」
而且「風寒客於胞中」，都是因感冒衍生而來的慢性病
變，以至於影響、甚至產生了婦科的疾病。

　　在這本書中我整合了西醫的解剖學、病理、藥理，
讓讀者朋友了解，如何用這些非常有效的中醫傳統處
方，將感冒及其所引起的相關後遺症，逐步排出人體
的過程，在《感冒應該看中醫》書中有系統、清楚的
說明，我也因此幫助了很多因照顧小孩多次感冒，卻
難治癒的辛苦父母們，總算找到解決之道。

　　我在教導醫學生時，常常強調要從全人的角度來
拆解一位婦女的病症，治療感冒是一項重要的中醫治
療技巧，不太嫻熟的中醫師，其實他在治療婦科、內
科病症時的療效，也會打折扣的！

　　2014 年的第三本中西醫整合書，是《中西醫併治‧
夾擊乳癌》，乳癌在西醫的分科歸屬於一般外科以及腫
瘤科，但是在中醫學裡歸屬於婦科，中醫學的歸類其
實非常高明，因為乳癌的發生與內分泌、荷爾蒙的失

調有高度相關，而內分泌、荷爾蒙的系統，又與自律神經系統密切配合運作，使身體的機能穩定，得以維繫好的生命跡象及健康。

如果一位婦女在她平常不舒服時，經常接受中醫治療處理，我的研究顯示，她將大幅下降發生乳癌的機會，而即便是已經發生乳癌，也需要一面治療乳癌，一面處理婦科內分泌、荷爾蒙失調的背後因素。我在寫完《中西醫併治·夾擊乳癌》後，與歷代先賢的中醫婦科學著作所涵蓋的章節比較，看似已經將我的創見──婦科學中西醫整合療法，做了完整交代；但其實我心裡知道，這整個拼圖還缺一塊，那就是「自律神經系統」。

歷代先賢的中醫婦科學著作，比較少正式將針灸療法納入中醫婦科專論的著作中，但在臨床的照護上──

明明就存在著一定比例的自律神經失調的婦科病患！

西醫的精神科、心臟科、腸胃科、神經內科、婦

產科這幾科，都有涵蓋到一定比例的自律神經失調婦女。

　　但是精神科、神經內科，不是那麼熟稔婦產科的內分泌；心臟科開一些處方來治療心悸的症狀；腸胃科也開一些處方來緩解不舒服的腸胃症狀及胃酸過多；而婦產科醫師又不是那麼熟悉自律神經系統的解剖、病理、失調病症的表現；因此就不妙了，一位病人看了很多的科，做了很多的檢查，但卻是各科各彈自己的調。

　　這一定比例的自律神經失調婦女，並沒有得到好的照顧，身上不舒服的病症，一直無法得到改善……

　　她們到處求醫，卻是月經病症時好時壞，或是惡化到滴滴答答整個月，或是血崩到無法出門。婦產科醫師用荷爾蒙藥物治療並沒治好她；精神科、神經內科醫師用藥後，睡眠有好一些，但是又有其他的副作用產生，而且婦科的疾病也沒有被改善；於是這群不舒服的自律神經失調婦女，不得已之下尋求中醫療法，只是意想不到的，有的神奇的治癒了，有的拖拖拉拉

治了一段時間卻不一定見效，有的是吃中藥處方好的，有的是用針灸的療法治癒了，不論用的是頭針、耳針或眼針，以上這些個案的經驗及治療結果，都是真的。

　　只是大部分精於針灸的中醫師，不見得熟悉婦科的解剖學以及西藥處方的常用藥、副作用；熟悉婦科病症以及處方的中醫師又不必然擅長於針灸。我個人的淺見，這婦科學尚缺的一塊拼圖，是屬於婦科學也是屬於針灸學，治療上若不用針，大部分的用藥，需要花一段時間才能治好自律神經失調。若是光用針，自律神經失調的病症雖然是快速的緩解了，但缺了中藥療法裡蘊含的特殊微量元素，後續用針灸的調理，其實也需要花一些時間。

　　如今這本新書《中西醫併治遠離身心症‧經絡與自律神經的協奏共舞》，寫書過程，是我出版中西醫整合療法系列書以來最辛苦的一本，下筆前總會再三顧及內容難易度的拿捏，我真心希望一般的讀者朋友，都能流暢的看完這本書。總算，書要出版了，我將婦科學的拼圖，完整呈現了。原本，我就對醫治婦女病症，一直秉持著努力不懈的態度去尋求更上層樓的精

進，現在看來，也算交出了堪慰的成績單。

　　堅持理想的代價，是我以人生三十年的光陰做交換，在此謹以本書，獻給我摯愛的父母及親愛的妻，和我們的兒女！謝謝給了我一個沒有後顧之憂、溫暖的家，成為支持我在行醫路上，能全心全意的研究與精進。數十年臨床的經驗，讓我想用這一系列中西醫併治的書，幫助婦女朋友多了解自身相關的病症，不要再焦慮徬徨，不要再憂鬱無助了。

　　將我在臨床上這一系列新的發現，撰文為書，流傳於世，相信時間將證明，我的研究、論述是對的；藉此，也謝謝幫忙看稿的陳金女、羅珮嘉兩位中醫師，及插畫小瓶仔先生。希望各位讀者朋友，無論是不是自律神經失調的病患，都能像我一樣的，用快樂的、陽光的心思，迎接每一天。其實再平凡無奇的日子中，總有意外的小插曲，或讓人會心一笑，或讓人兩手一攤。活在當下，把握當下，把每一天的記憶，視為人生中美麗的邂逅，不論是悲歡離合，少了晴時多雲偶陣雨的人生，豈不少滋少味？這是我品味人生的哲學觀。

　　每天睡前，我會感覺良好的感恩，感謝所有曾經幫助過我的人，讓我有能力、有機會幫助他人，讓我又這麼有意義的過了一天！

　　我希望：

　　自律神經失調的病友，必須覺醒，要過另外一種「完全不同觀念」的生活，包括對人、對事、對飲食起居、對生活習慣、自我要求的調整……因為自律神經失調不是那麼輕易就被解決。

　　自律神經失調的病友，需要「自信心」：相信自己一定會好起來、相信找對了醫生、相信這本書！為自己唱首歌很難嗎？不、並不難、一點都不難，真的！

　　不需要再為了自律神經失調的身心症，苦苦周遊各醫院、周遊不同科別的診間，自己把自己推入無邊焦慮憂鬱。你該做、要學習做的是，怎麼釋放自己，讓生活溫和從容、雲淡風輕！

導讀

經絡與自律神經
為什麼可以協奏共舞

　　我們從胚胎學的角度，來審視人體從一個受精卵細胞到發育成各個系統的過程：受精卵在母體的子宮著床後開始發育，發育的 4-8 周的階段，稱為「胚胎期」，在這時期結束時，人體主要的器官系統皆已建立。外胚層、中胚層、內胚層都分別發展出所屬的組織及器官。

胚胎期「眼、耳」的發展

29-30 天：

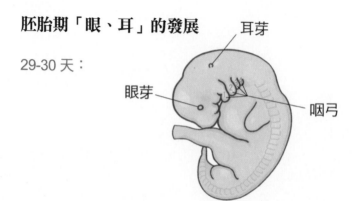

第 7 周：

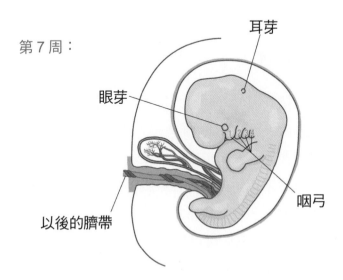

耳芽

眼芽

咽弓

以後的臍帶

胚胎期的神經發展：

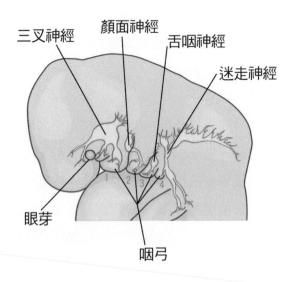

三叉神經

顏面神經

舌咽神經

迷走神經

眼芽

咽弓

外胚層

　　三個胚層的外胚層，是形成人體與外界接觸的器官、構造，包括中樞神經系統、周圍神經系統、耳朵、眼睛、鼻子、表皮皮膚、毛髮、乳腺及腦下腺。所以中樞神經系統、自律神經系統，與收集各種環境情報的感覺器官，在發育原始之初，本來就都是同一個胚層的，關係之密切可想而知。

　　因此，可以很合理的推斷——

　　當我們刺激耳朵、眼睛、鼻子等部位，以及所相關的嗅覺、聽覺、視覺，皆可以反饋回原本同屬於外胚層自律神經的某一部分。

　　流傳千年的古針灸學，及歷代演化出各種不同創新的針灸理論，譬如眼針、頭皮針、耳針、手針等等療法，為中醫學在臨床上，提供了非常寶貴的記載。因為歷代醫家都解釋了某一個特定的穴道刺激，能表現出自律神經系統某一部分的反應及症狀的改變。

　　將一群擁有類似特性的穴道，連成一線，就形成了經絡，五臟的肝、心、脾、肺、腎，及六腑系統的膽、小腸、胃、大腸、膀胱，再加上三焦與心包、便成了十二經絡，再加上奇經八脈，即督脈、任脈、衝脈、帶脈、陽蹺脈、陰蹺脈、陽維脈和陰維脈；於是建構了浩瀚的針灸學。

　　從古針灸學的穴位療效加以延伸，加上西醫自律神經系統的解剖與支配器官位置，於是就形成我所謂的「調整自律神經系統針刺療法」，同時能將歷代演化出各種不同的針灸理論為什麼有效？與自律神經系統有什麼關聯？等等問題串連起來，便得到一個比較合理的解釋。

　　自律神經系統與內分泌系統之間的相互合作，共同協調、整合了身體各系統的功能：

內分泌系統

　　藉由改變血液中的內分泌物質濃度，將整合後的訊息，傳送到要改變和調整的組織或器官。

自律神經系統

藉由神經纖維產生的電位脈衝，傳遞訊息到神經末梢，神經末梢於是釋放神經傳導物質，直接作用在系統的細胞；而血液中的濃度變化，將因為血液循環以及內分泌物質濃度擴散的速度，而表現出較慢的訊息傳遞。

神經系統的電位傳遞則是非常快速，而血液循環的速度又完全取決於神經系統的支配，中醫有所謂的「氣為血之帥」、「氣行則血行」，所有人的生命跡象，全部都需要經過氣的活動，才能表現出來。這種中醫對於氣血的描述，像極了自律神經系統與內分泌系統的關係及特性；因此我的解釋，大致上──

將自律神經系統視為中醫學所說的「氣」；內分泌系統視為中醫學所說的「血」。

透過同屬於外胚層與外界接觸的耳朵、眼睛、鼻子、皮膚等感覺器官，所蒐集的環境、人體需求各方面情報，自律神經系統得以隨時、快速的做調整、校正呼

吸、心跳等，讓人體得以在生存的時空中適應得更好，並同步調整內臟器官的血流及肌肉收縮以相互呼應，譬如用收縮運動肌肉，表達回擊或迴避的行為；因此可知自律神經系統，才是「真正」人體生命跡象的主宰！

這些與自律神經系統同屬於外胚層的感覺器官中，鼻子是人一生中最常被病毒入侵的窗口，我們從幼稚園、小學，以至於到成年，到底經歷過了多少次被感冒病毒突襲感染，恐怕次數多到難以計算。中醫很重視每次的感冒，所以有「風為百病之長」的說法，這「風」所指即為現今的「感冒」。

傳統的中醫學理論及治療學說如《傷寒論》、《金匱要略》，對於各種感冒病毒入侵人體後，所產生各種因人而異的不同症狀，以及如果沒有將感冒徹底治好，所殘留下來的影響，將讓人體的肺系統，首當其衝的受到傷害。接下來，將進而影響到腸胃系統、肌肉系統，都被牽連受害。中醫學對於感冒的各個階段治療，即便只是一兩個重要的症狀的改變，都提出了不同的治療策略，非常的精確而且講究！難怪中醫學的理論

及治療，即便是在兩千多年後的今時今日，仍在世界各國的醫界深受矚目，並擁有與日俱興的影響力。

相較於西醫對於感冒的診斷及認識非常清楚，但治療學，不外乎就是抗組織胺、退燒解熱藥等，非直接對抗病毒或殺病毒的觀念及策略，不但延緩人體自癒免疫系統的即時反應，甚至壓抑了免疫系統，導致中醫所謂的「外感殘存」，比方慢性鼻炎、慢性鼻竇炎、慢性下鼻甲肥厚、慢性咽喉炎、慢性扁桃腺炎、過敏性鼻炎、氣喘等慢性呼吸道疾病。

於是鼻子喪失了調節濕氣、溫度，以及嗅覺的相關功能，這等同於長期讓第一手收集資訊並加以整合的鼻子，不斷回報錯誤的情報，回饋給自律神經系統，自律神經系統在經過長期錯誤的修正之後，就處在慢性失衡的狀態中而不自覺了。肺系統的失衡，以中醫學的理論來說，肺開竅於鼻，一旦在第一關把守的鼻子，被疾病影響、發生長期的失誤後，就會由上呼吸道往下呼吸道延伸，慢慢地變狹窄腫脹的呼吸道，將使得含有細菌及病毒屍體的鼻涕倒流，並透過吞嚥進入腸胃道，進而引發腸胃道的胃脹、胃悶、胃炎等等

腸胃道系統的失衡。

　　由於慢性變狹窄腫脹的呼吸道，使得呼吸不順暢，增加了胸鎖乳突肌及斜方肌等頸部肌肉的負擔。當然讓病患處在長期的頸部肌肉緊繃、僵硬疼痛的狀態，甚至因終於「肌力不足」，而導致壓迫性的交感神經症候群。這也就是為什麼我會在 2013 年，出版《感冒應該看中醫》這本書的用意與道理。

　　某幾次的感冒沒徹底治好、或醫療方法不對，竟然可以逐漸累積引發並拖累到肺系統、肌肉系統、腸胃系統的自律神經失調病症，這是很多身心症病人，想都想不到一塊的事！

　　另一個在外胚層的感覺器官中，對自律神經系統失衡有很重要影響的就是皮膚！尤其在台灣這亞熱帶地區，室內使用冷氣空調的機會非常大，學校也用，市場也用，家裡、公司行號都用，尤其在餐飲百貨服務業，一年中約有三分之二時間，將室內溫度調控約在 22-24°C 之間。

　　從氣象來看，以台灣一整年約有七個月左右的時間，溫度都高於 25°C，隨著春夏秋冬四季變化，溫度

都隨時在改變中。人體的自律神經系統，會依循自然環境的溫度而做調控適應的準備，但麻煩的是我們體表的感覺器官，在溫感方面，卻是一年有超過大半時間，一天有超過一半以上時間，回報給自律神經系統的，竟然是沒有什麼季節不同、日夜不同的溫差變化！

　　這個長年累月錯誤的溫差回報，使得自律神經系統發出的身體調控，表現出不太容易流汗、體表血液循環變慢、排汗代謝速率變慢，於是皮膚失去了非常重要的調節體溫的功能。體內代謝的過程中產生熱能，使體溫上升，但無法透過體表溫度調節機制相互合作來紓解，於是體內各個內臟、器官、系統的溫度相對偏高，這樣的病態，中醫稱為「火氣」。

　　《黃帝內經》有類似的記載：「風氣藏於皮膚之間，內不得通，外不得泄，風者善行而數變，腠理開則洒然寒，閉則熱而悶，其寒也，則衰食飲，其熱也，則消肌肉，故使人慄而不能食，名曰寒熱。」用現代流行

的詞彙來說，叫做「酸性體質」；是容易有三高等慢性疾病及癌症的體質。自律神經系統在經過「長期被誤導的修正」後，不也同樣處在慢性失衡狀態中了嗎？

中胚層

與外胚層同步發育分化的中胚層，形成血球、淋巴球、血管、淋巴系統，心臟、腎臟、脾臟、性腺、腎上腺、肌肉及骨頭等；這整個可以視為內分泌系統的核心，也就是中醫學所謂的「血」的部分。

自律神經系統的神經纖維，其實是密密麻麻的伸入心血管系統、腎臟、脾臟、性腺、腎上腺，完完全全的掌控並確保這些系統、器官能夠執行自律神經系統所發出、人所無意識的命令。自律神經系統是人體內無形的主宰，沒有自律神經系統的「氣動」來維持人體生命的重要器官運作，人體器官也不過就只是解剖台上的一顆沒有搏動能力的心臟、一顆不能過濾體內毒素的腎臟、一條條無法流動血液的血管罷了！

也因為自律神經系統的神經纖維伸入、掌控中胚層的各個系統、器官，和表現出各自的功能，有疾病

時才能表現出不同的症狀。中醫於是將外胚層的自律神經系統及支配於中胚層的特定器官，歸類為心、腎、脾五臟中的三臟，將外胚層的自律神經系統及支配於內胚層的特定器官，歸類為肝、肺、脾五臟中的三臟。所以中醫所謂的五臟──

心系統

包括了大腦的思考、決策、意識及心臟血管循環功能。

腎系統

包括了來自父母家族遺傳的基因訊息、生殖繁衍後代、回收及排泄廢料功能。

肺系統

包括了自律神經系統的發布、傳遞、呼吸功能。

肝系統

包括了情緒、快樂中樞、自律神經系統的執行及

代謝、酵素合成、儲存能量、解毒功能。

脾系統

包括了消化、吸收、循環血流分配功能。

中醫的五臟分類，只有心系統特別不同於其他的四個系統，《黃帝內經》素問中記載：「心者，君主之官也，神明出焉。」明朝名醫家張介賓將這個心系統解釋得頗為貼切，他說：「心為一身之君主，稟虛靈而含造化，具一理以應萬機，臟腑百骸，唯所是命，聰明智慧，莫不由之，故曰神明出焉。」

這充分說明了大腦的思考、決策等意識，是屬於心系統的掌管功能；這與自律神經系統所掌管的無意識、或是不用意識就能維持人類生命跡象的功能，是截然不同的！自律神經系統所掌管的無意識神經活動，與大部分動物界的神經功能一致，而人類最大不同於其他的動物，就是靈活的大腦的思考、決策等意識活動，使得人類成為生態界中沒有天敵的頂級掠食者。

中醫對於這個最重要系統的功能，提出了「清靜虛靈而主藏神」的保養建議，而自律神經失調的病症，

就是大腦的思考、決策等意識活動太過於活躍，無意識的自律神經系統長期緊跟著活躍，不斷地發出命令去校正、調整心跳、呼吸、肌肉系統、血液循環、免疫系統來配合，但終究有一天，最後一根稻草壓垮了駱駝，自律神經系統已經無法有條不紊、不斷地去掌管這麼龐大的身體各系統。

失序的各個系統，在沒有自律神經統帥管理之下，各自率性的自行運作，於是就產生了儀器檢查不出來的自律神經失調病症──身心症。

《黃帝內經》中曾提及，我們人的心、意、志、思、慮、智，都是大腦有意識部分的活動，但其背後支撐的是魂、魄的正常的運作。而自律神經失調的病症，在中醫看來，就是魂、魄的互不往來，各行其事，或者只是部分往來，於是乎出現了一堆西醫無法完全歸類的症狀。

大腦意識功能的部分，舉例來說，當計畫趕不上變化、遇到人謀不臧、人事攻擊、競爭壓力的緊

繃……引起怒、喜、悲、恐、寒、炅（火）、驚、勞、思等氣機紊亂的九種致病因素；如此一來，更明顯加重自律神經系統的負擔，成為自律神經失調的致病主因。

在中醫學的臟腑理論情志分類上，心、意、志、思、慮、智等心智的活動，屬於心這君主之官系統所掌管。要執行這決策，就屬於肝這謀慮出焉的將軍之官系統，肝的屬性是「氣急而志怒，勇而能斷」，一旦遇事不順利時，就會有各種情緒表現出來，而在中醫學的病理機轉上，就表現出氣機不暢。

《黃帝內經》中的「舉痛論」記載：「百病生於氣也，怒則氣上，喜則氣緩，悲則氣消，恐則氣下，寒則氣收，炅（暑熱）則氣泄，驚則氣亂，勞（過勞）則氣耗，思則氣結。」我個人的理解看法是：

中醫古籍指出了不同情緒的變化，會產生九種氣機紊亂的行為，而其所謂「氣的紊亂」，應該是指自律神經系統電位脈衝傳送的紊亂，及神經末梢傳導物質分泌與釋放的紊亂。

電位脈衝的傳送，速度是極快的，是在執行大腦分析後的命令，像極了中醫執行君主命令的將軍之官肝系統。而情緒的表現，又依五行屬性有所不同，肝、心、脾、肺、腎不同的系統，分別表現出怒、喜、思、憂、恐的五種不同情緒。

目前西醫療法中的藥物，或許有部分可以處理神經末梢傳導物質分泌及釋放的紊亂，但由於副作用比較大，也並沒有完全解決這方面的問題。至於電位脈衝傳送紊亂，目前完全沒有因應之道，也因此可知自律神經失調病患身心的醫療照護，目前並沒有很好的解決方案，而更糟糕的是各行各業職場競爭白熱化日益明顯，不斷榨乾大腦意識方面的功能，導致生活壓力更持續地緊繃。

面對門診的自律神經失調病患，我總覺得醫治速度趕不上快速累積上升的病人數量。中醫即便是在過往農業社會，壓力沒這麼大時，也很早就注意到這一點，因情緒過大起起伏伏而致病，因此提出了「清靜則志意治，順之則陽氣固」的主張。

當然，眼下的社會景氣也好，大環境氛圍也好，

可能真的沒有辦法什麼事都能讓人坦然清靜，但是身為人，絕對要守護維持健康的陽氣；因為如果長期過勞緊繃的話，會產生讓人包括視覺、聽覺等的自律神經失調症狀。就治療學來看，中醫除了會特別注意引發自律神經失調的心系統外，並有其他對應治療的經絡系統、臟腑系統，為依據來做補強醫治。

人類靠著高超智慧、各種慾望，成就人類的文明，但是卻也如此輕易的，影響到原本僅只是為了要維持人類生存下去的無意識神經系統。雖然沒有立即的生命危險，卻讓人活在莫名的水深火熱之中。或許這本書點出了問題之所在，將有助於自律神經失調病患在尋求醫療的過程中，能有更正確的方向，來恢復自身的健康。

大腦的外層是負責掌管意識活動的地方，而在腦的中央位置，像是下視丘以及邊緣系統，是主要負責無意識的活動，是人類進化發育最原始的部分，與一般其他哺乳類的物種，只有些微、小小的不同。

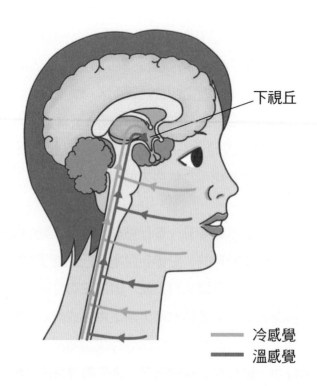

下視丘

冷感覺
溫感覺

　　所有的身體功能如呼吸、消化、心跳、體溫、血
壓、憤怒、恐懼等本能的反應，及週期性的行為比如
睡眠，同樣的存在於人類及低等動物。

　　所不同的是，人類的無意識的腦，會受到有意識
腦的影響而有學習行為，所以人類無意識的腦，也同

樣掌控自動執行的活動；所以人可以一邊開車，一邊想東想西，甚至嘴裡還可邊吃邊喝，享受一心多用。其實是無意識腦，用某種方法，激發學習的運動程式，以及記憶自動執行活動的結果，控制這些無意識的、不隨意程序的真正主宰，就是下視丘！

　　下視丘控制自律神經系統，以及由腦下垂體釋出激素的系統，來完成維持生命跡象的不隨意活動。在自律神經系統方面，完成無意識的維持生命所需的各種活動，是透過交感及副交感神經系統來執行；而我們身上大部分的器官，受到交感及副交感神經系統的共同支配，相互制衡。

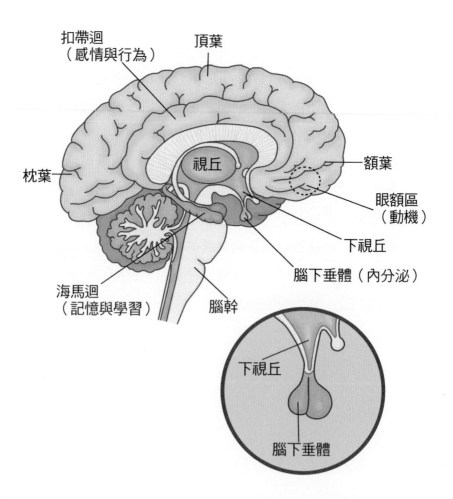

交感神經系統

在有壓力時，活動佔優勢，不過這些活動都是比較消耗能量的；刺激交感神經，能引起腹腔內臟及皮膚末梢血管收縮、心跳加速、瞳孔散大、消化腺分泌減少、疲乏的肌肉繼續撐著工作的能力增加等等。

副交感神經系統

在休息及靜養時，副交感神經活動佔優勢，而副交感神經活動，是用來保存能量的；副交感神經的主要功能，是使唾液和淚液分泌增多、瞳孔縮小、心跳減慢、皮膚和內臟血管舒張、胃腸蠕動加強、括約肌鬆弛、男性生殖器的勃起等。

心、肺、肝、脾、腎，中醫學的胸腔與腹腔系統

中醫學的基礎理論有：「精藏於腎，神藏於心，魂藏於肝，魄藏於肺，志藏於脾，此之謂五藏也。」表面上看起來是心、肺、肝、脾、腎，存在於胸腔以及腹腔的五個內臟，但其實中醫學講的是「五種系統」。而

這五種系統，都包含了各自獨立又互相聯繫的外胚層神經系統的有意識及無意識，及中胚層、內胚層的血管及內臟器官。

神、魂的功能，可視為腦中樞神經系統，神是下決策的君主之官，藏於肝系統的魂，可以將腦的一個觀念、或是意志，透過肝的系統化為實際的「Fight or Flight」戰鬥或者逃避，所以魂會隨神往來。一個想法、一個行動，在中醫學的定義裡，心是君主之官，屬火，火是無時無刻、變來變去的，屬於意識腦的部分，就像是一個個的想法、藍圖，不斷地在產生；在屬於無意識腦的部分，不斷發出維繫心跳、呼吸、循環等必須遵守效率的命令。而要供給心火源源不斷的燃燒材料，就是肝了。

以中醫學的五行說，肝屬木，肝木可生心火，功能運作正常、健康良好的肝，是能源源不絕的供給心足夠的能量，可以幫助心達到的目標，讓想法完成、或持續維護生命跡象的運作；這便是肝所藏的魂，會隨心所藏的神而往來的原因。

腎藏精、肺藏魄的功能，可視為副交感神經系統

的一部分。精，是父母所傳承下來的先天基因，其中屬於意識腦的部分，就好比一個人生下來就擁有的智力、腦力；至於屬於無意識腦的部分，就像是製造各種產品的製程設計圖，藏於腎系統，在中醫的定義裡面，「腎者，作強之官，伎巧出焉。」伎、指多能，巧、指精巧。說的是擁有先天從父母傳承下來的基因、智慧。

腎系統在中醫五行中屬水，掌管身體的津液，是將腸胃消化吸收所得來的各種營養成分，依照各臟腑所需，轉化成各個系統的精華液，滋養器官組織。在中醫學的定義，水是無時無刻、變來變去的，要將這些津液轉化成精華液，那就是肺的職責了。

肺屬金，在中醫五行的關係中，肺金生腎水，為母子關係，因而有了肺系統的運化，使得腎系統所主管的津液，能夠成為活水，所以肺所藏的魄會隨腎所藏的精出入。

有了這樣子的理解跟連結，可知道人們為了工作及應付日常生活的各種狀況，常常需要規劃、有主見、有想法，而且要有可行的做法去執行、完成，就需消

耗心神與肝魂的能量，這是交感神經佔優勢的活動。
而吸入氧氣，排出代謝廢料產物，如二氧化碳、大小
便等，就是保留能量、更新新細胞，以替代衰老細胞
的腎、肺系統了，是副交感神經佔優勢的活動。

　　因此，在對治自律神經失調的交感神經和副交感
神經的治療策略上，就可以透過這樣子的觀念，去降
低或節制神、魂的耗能，同時強化、補強腎、肺系統
的修復了。

五臟與五行的相生

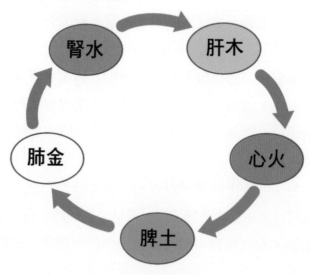

五臟與五行的相剋

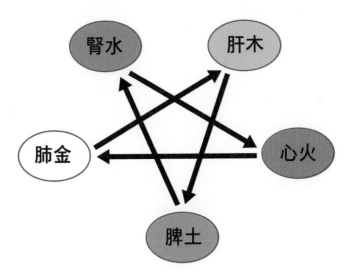

第一章

有多久了
你不曾為自己唱過一首歌

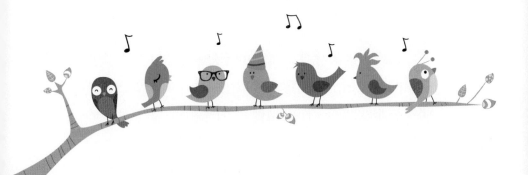

害人莫名不舒服的黑手黨們

　　頸肩僵硬痠痛是一常見的不舒服症狀，有些流行病學的調查指出，高達八成以上的人，有頸肩僵硬痠痛不舒服的問題。而在復健科的門診中，這類的患者約佔門診病患的四成，而以女性、高收入、住在都會地區的人們，有比較高的機率發生頸肩僵硬痠痛的不舒服。

頸肩的僵硬痠痛
可能引起交感神經症狀的後繼副作用

　　基本上，頸肩僵硬痠痛的不舒服，不是一個嚴重的疾病健康問題，但當這個不舒服症狀，持續不改善，潛伏在背後的原因，可能引起交感神經症狀的後繼副作用時，那就是一個問題；而且是影響生活品質甚劇

的嚴重的健康問題。從此接繼衍生的種種不舒服症狀、不僅難有確切的診斷，當然就會沒有療效。病人在焦慮下煎熬度日，長期周遊各醫院的各科診間進進出出，總有看不完的醫生、吃不完的藥，終日浮沉在莫名病痛中猜疑、讓身心俱疲。

2004 年，西北大學的科學家 Apkarian 及其研究團隊發現：

慢性的身體疼痛一年，與大腦灰質容量萎縮有高度相關，而且萎縮的腦容量，將高達所有腦容量的 11%，這樣的量相當於正常老化的 10-20 年 ，大腦所萎縮的容量，這真是一個可怕的數字，也提醒我們要正視這些慢性、持續性的不舒服，別當「習以為常的老毛病」等閒視之。

人類的頭佔全身體重的十分之一，因此一位體重接近六十公斤的女性，她的頭將近六公斤，而這麼重的頭掛在那裡，就僅靠著總共七塊骨頭組合而成的頸

椎來和身體做連結。

　　人類的身體有一套包含著交感、副交感神經的自律神經系統，這個系統隨時隨地收集來自於人體所處環境的溫度、亮度、工作性質、背景聲音等大量的訊息，輸入大腦中做分析，並立即發出命令，人體真是一座無與倫比且勤勞精密的運算工廠，我們在站立或坐著時，眼睛、頭，因應工作、娛樂所需不停的轉動，又再一次牽動這套自律神經系統，一再發出命令去調節頸椎及連接頭及身體相關的肌肉，只要是醒著，這種調節頸椎角度、各條頸部肌肉收縮或放鬆的訊息，就不斷的持續。也因為負擔著這麼重的頭，且隨時需調節角度的頸椎，成為與腰椎並列為最容易椎間盤軟骨退化的關節，當一個原本僅是因為頭很重，頸肩肌肉因為長期調節收縮而疲乏之僵硬痠痛症狀，開始擴及椎間盤時，宣告著你正式罹患了頸椎病。

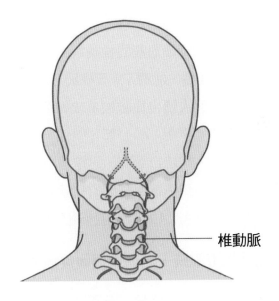

椎動脈

　　醫學上的頸椎病是因頸椎過度勞累使用引起、年齡老化或受傷而發生退行性病變，引起經常是 4-5，5-6 頸椎段，向後方突出的椎間盤，鉤椎關節或椎體骨刺，以及椎體半脫位，或上關節突滑脫，都可能壓迫椎動脈或刺激椎動脈周圍的交感神經叢，使椎動脈痙攣，管腔狹窄，造成椎基底動脈供血不足，引起如慢性或晨起頭痛，眩暈和視覺障礙等一系列臨床症狀。

　　而由於供應腦部血液循環不足，所產生的椎動脈

型頸椎病，更惡化了慢性疼痛會令腦容量萎縮的病況，而且椎動脈供應到腦血液的椎基底動脈，是負責供應腦幹、小腦、丘腦、枕葉等重要構造之血流。

這些構造與人體自律神經系統如呼吸，心率等，及意識、協調、平衡、視力都有關係，所以當椎基底動脈供血不足，常起自頸部，迅速擴展至耳後及枕頂部，或向眼眶區和鼻根部發射的症狀，也常合併有噁心、嘔吐、出汗等自主神經功能紊亂的症狀。

過度使用眼睛，是頸肩僵硬痠痛的凶手之一

因為受傷、缺乏運動、過度使用等原因，所造成頸肩自律神經功能紊亂、僵硬、痠痛，在中醫的診斷上，歸屬於「不內外因」。因為隨著科技進步，電視、電腦、手機越來越高畫素的螢幕、各種強光刺眼的廣告看板、車燈等越發普及。乾眼症的發生率大幅攀升。特別與使用電腦、手機時注意力集中，眨眼減少有極大之關聯。

　　研究顯示：乾眼症與併發肩頸痠痛，有高度相關，除了集中注意力，眼睛緊盯著螢幕外，同時大量、快速的記憶、思考、應對等腦力活動，加上不自覺的聳肩，更使得頸部處在相同姿勢而疲乏，頸部的肌肉更因為快速的打字、聚精會神而緊繃。

　　一旦頸椎退行性病變，壓迫椎動脈或刺激椎動脈周圍的交感神經叢，椎基底動脈供血不足等就接續發生，結果造成不舒服症狀，與頸椎過度勞累使用、年齡老化或受傷而發生退行性病變一樣。只不過頸椎過度勞累使用、年齡老化，或受傷而引起的慢性或晨起頭痛，眩暈，並造成眼瞼痙攣、結膜充血、角膜感覺退化以致形成潰瘍、淚腺分泌障礙、眼痛、突眼、青光眼、視力模糊、視力減退、眼前閃光、暫時性視野缺損，及注視性暗影等視覺障礙系列症狀。這樣的病人還常合併發生噁心、嘔吐、出汗等自律神經功能紊亂的症狀。

　　運用局部頸椎牽拉或肩頸肌肉鬆弛等復健治療，雖然無法延續療效很久，也有一定程度的緩解。但因

用眼過度、乾眼症造成的肩頸僵硬痠痛及椎動脈症狀，並無法透過局部頸椎牽拉或肩頸肌肉的鬆弛等復健治療，得到長足的改善或進步，因此這些病患就成為中醫門診中常見的就診族群——西醫沒轍了，換找中醫來賭賭看。

勞損

　　人可以正常的追趕跑跳、行動自如，在運動中能保持靈活敏捷，基本上是透過內耳前庭、視覺及本體感覺與小腦的統合運作的結果。說起來簡單，運作過程是我們人的內耳中有三個互成直角的半規管及一對橢圓囊與球囊，敏銳地察覺到任何方向的迴旋，及行動中的上、下或起動時的直線性的加速感。

　　透過前庭神經把這些訊息傳導到腦幹和小腦，經過快速繁複的大腦運算整合後，中樞神經發出訊息、本體感覺做出調整軀體肌肉各個動作的因應協調，維持身體平衡。而前庭神經核團發出的上行纖維，經內側縱束分別與同側和對側的Ⅲ、Ⅳ、Ⅵ顱神經核團產生聯繫，因此前庭感覺可立即產生反射性的眼球活動，

也同步工作。

　　視覺提供我們空間相互的位置關係，眼、耳、本體感覺只要是醒著，眼睛就要無時無刻不斷的去因應需求、同時維持身體平衡。要能無縫的完成任務，大量訊息的傳遞、分析、校正等，正是由前庭植物神經通路的前庭神經核與脊髓、眼肌運動核、小腦和大腦的聯繫中完成。

　　前庭核團與迷走神經、網狀結構，建立了廣泛的神經聯繫；眼耳、眼心間的反射與自律神經的動眼、迷走等副交感神經系統的高度參與，在注意力集中，快速的記憶、思考、應對等工作時，瞳孔的縮放、眼外肌的調校，若太過於長期，則產生自律神經失調的症狀，也就是中醫所謂的「勞損」。

　　勞損，頸椎牽拉或肩頸肌肉的鬆弛等復健治療，即便再加上治療乾眼症的人工淚液，也無法改善這些病人不知所以然的不舒服，病人自此無法面對生活中的晴時多雲偶陣雨，若又需承擔家計的壓力，便如蠟炬兩頭燒般的困坐愁城。其實，中西醫整合療法，只要病人願意，的確為身心症的病友們，開了扇治癒的

好鬥。

慢性呼吸道腫脹及阻塞
是造成頸肩僵硬痠痛最常被忽略的原因

　　久醫不癒的頸肩僵硬痠痛,「外因」是最容易被忽略的病因。在中醫的診斷上,外因有風、寒、暑、濕、燥、火六種,統稱「六淫」。人存活在自然界,依循四季變化而與萬物一致的表現出春生、夏長、秋收、冬藏的生理呼應,而自然界中的風、寒、暑、濕、燥、火,是存在四季的氣候變化,稱為「六氣」。人在常態的自然氣候適應能力是好的,但因為老化、情緒波動、慾求等的影響,而抵抗力下降,此時風、寒、暑、濕、燥、火成為致病因素的「六邪」。

　　以現代醫學的角度看,春、夏、秋、冬四季雖有不同特性、感冒病毒感染卻極為相似:身體受到病毒感染時,副交感神經反射、打噴嚏及其他排除反應會迅速清除上呼吸道入侵的物質,以保護下呼吸道,鼻黏膜內的漿液腺、黏液腺,產生大量分泌物,本來黏膜內就是由豐富靜脈叢所構成的海綿狀組織,感染後

迅速處於充血狀態，這種風寒入侵人體後，在鼻部發生的稀白呈泡沫狀的分泌物，鼻甲會發揮調節功能，引發自律神經反射動作，適時收縮或擴張血管來因應。

但大家一般多服用西藥的抗組織胺藥物來治療，的確表面上減少了身體對感染分泌的組織胺，也不再惡化充血腫脹的情形，卻同時也延緩了身體動員免疫細胞，去戰勝感冒病毒的速度。當一再感冒後，逐漸充血腫脹的鼻甲已積累而愈易肥厚，交感神經用動脈血管收縮，減少黏膜血流、進而以減少鼻黏膜肥厚的功能逐步喪失，於是乎，鼻甲原本調節吸入空氣的溫度、濕度的能力便弱化了。

原本吸氣時，呼吸道對於未調節好溫度的冷空氣更敏感，使人體愈易受風寒感冒，有些人會感覺到體質在改變，以前自己不太感冒，而現在只要有人感冒，自己一定感冒！以前感冒會打一下噴嚏，而現在感冒會一直打，甚至連續打二、三十個噴嚏都有可能，打到頭昏眼花、眼冒金星。

這些症狀告訴中醫師，表面上看到的感冒症狀，背後其實已代表腫脹肥厚的鼻黏膜了，而這腫脹肥厚

的鼻黏膜在平躺時會更充血腫脹，而表現出慢性鼻、咽發炎，症狀往往是夜裡打呼，或早上睡醒時口乾，或晚上躺平時會咳嗽，或平時喉頭有痰，常常要清喉嚨。這些慢性、無聲無息發展出來的變化，又常伴隨著感冒時產生很多痠痠痛痛不舒服的症狀，這些不舒服的感覺訊息傳到視丘，也等於是身體受傷害時所發出來的一種警訊。因此，肩頸僵硬痠痛的症狀，隨著國人上呼吸道疾病的頻繁發生，成為很多人的麻煩。

早晨睡醒口乾
意謂醫不好的外感頸肩僵硬痠痛

其實鼻子本身除了黏膜、血管與交感、副交感神經系統有直接相關外，一旦腫脹肥厚的鼻黏膜及下鼻甲，使得每天夜裡睡覺會因為呼吸不暢，而不自主的用嘴巴呼吸，使得口腔中原本潤滑的津液快速的蒸發，因此口乾舌燥，甚或晚上睡一半時，會乾到需醒來喝水。

這種不自然的呼吸模式，使得頸部的肌肉在夜裡未得到完全放鬆的休息，惡化成持久不會改善的頸肩

僵硬、痠痛。這類病患若是求助於復健科、神經內科、疼痛特別門診等科醫師，用局部復健、肌肉鬆弛劑或止痛藥，而未對上呼吸道這些器質性問題加以處理時，就會是成為一位「有治有改善，但療效撐不了幾天」的病人。

　　如此一來，讓醫師們在執業時沒有成就感，而病患的頸肩僵硬只要持續，勢必影響椎動脈的交感神經症狀，於是會出現自律神經失衡症狀。而且若慢性上呼吸道發炎、鼻甲肥大影響到嗅覺，則上傳到嗅腦引發杏仁核刺激交感神經系統作戰或逃跑機制（Fight or Flight response）；及下丘腦調節內臟活動、控制體溫、心跳、血壓、飢餓、性慾、月經週期、生理時鐘等的自律神經失衡時，身體上表現出的問題就更為複雜了。再多的檢查、再吃藥也醫不好，使得病患越來越焦慮、緊張、不安，頸肩僵硬疼痛症狀便如影隨形了。

這些疑似心臟的不舒服

　　心悸、心跳加速、心臟無力感、胸悶、胸部壓迫感，幾乎是大多數自律神經失調病患門診時常有的抱怨，尤其是當有心肌梗塞導致猝死的新聞披露時，門診總是人滿為患，並焦慮的詢問：「我的症狀是不是心臟病？」為了撫平這不安的情緒，我總會鼓勵病人去做個心電圖檢查，去心臟科做諮詢，有了一個沒有心肌缺氧的報告，對於弭平患者的恐慌，起了個很大的安定作用。

　　比較麻煩的是，有時在心臟科被發現罹患了「二尖瓣脫垂」的心臟毛病，病人又是一陣風吹草偃的擔心：

　　「二尖瓣脫垂的藥，我要不要吃？」

　　「長期吃會有什麼副作用？」

　　事實上二尖瓣脫垂在正常人身上也或多或少有，

就算被發現，可能也完全不影響到生活作息、工作等，
這在中醫的診斷多偏屬於「氣虛」的體質，並不是一
個難治的病症。我選用針刺療法調控交感神經的治療
方式，往往有優於藉著壓抑過度亢奮交感神經的西藥，
效果顯著。

　　從病人看到心肌梗塞猝死的新聞，兜了好幾個心
驚膽顫猜疑不安的圈圈，最後被診斷出是不會有生命
危險的二尖瓣脫垂，病患卻在焦慮恐懼中苦熬了一段
時間。這的確是目前西醫治療身心症現況的無奈，西
醫目前仍無法以任何儀器或檢查數據來確診身心症，
過程中仍多以「排除法」及倚重醫師個人經驗。這也
難怪自律神經失調的病患，惶惶不可終日的周遊各科，
遍尋不到病灶病因後，輾轉被我先前治癒的自律神經
失調病患，介紹來我的門診看病。

可遇不可求的「對症醫生」

　　一位自律神經失調病患，感知到身體有那麼多的
不舒服在折磨，可以從莫名的頭痛、查不出原因的手
麻、眼睛乾澀異常、胃口不好、食不知味、胃部經常

悶脹，再加上心悸、胸悶、胸部壓迫感、呼吸不到空氣……身上的百般不適，加上找不到「對症醫生」的委屈，無助及不知所措，很難用言語描述。

　　站在醫者立場，我必須實話實說：這整個心態及過程，就是導引病患成為自律神經失調的原因，同時也是病態的結果。病人就在這因果間不斷地循環，不斷地內耗、沉淪。

　　　　　　許多病人堅信，將身體的不舒服症狀，詳細的告訴醫生，不是天經地義的事嗎？不然醫生怎麼做出正確的診斷？

　　乍聽之下，好像是對的，但一位有經驗、且「對症」的醫生，在聽到病患抱怨心悸、胸悶時，的確會很小心的一面問診，一面排除心臟相關的病症。但是當聽到病患描述肩頸僵硬很久了、很不舒服……就已經開始知道眼前的這位病人，不像大部分的心臟病患；當再聽到病患描述腸胃也不好，常常悶、脹，愛犯就犯，吃蘇打餅乾或健胃整腸的藥也不見效……

　　至此一位有經驗、能對症的醫生，還是會鼓勵病患去做胃鏡、心電圖等症狀釐清檢查，但在他心中「自律神經失調」的診斷，幾乎很明確了。

　　一位有經驗、能對症的醫生，在問診過程中察言觀色便能胸有成竹病人接下來還會繼續抱怨的問題，諸如頻尿、容易緊張、一緊張就想上廁所或拉肚子；最糟糕的是生活中，找不到一件能讓他快樂得起來的事⋯⋯自律神經失調的診斷，至此再清楚不過了。

　　在生活中找不到一件能快樂得起來的事，這一點，對中醫師很重要，中醫師治病講究辨證論治，當病患陳述的症狀很多時，我個人看病一定要先抓主症，而這個主症當然是病患感到最困擾的，這有些像「擒賊先擒王」的概念，抓出主症後，其他的症狀圍繞著這個主症，依經絡循行理論，便能梳理出治療的層次及策略，針刺選穴或處方組合，便能很清楚的一一呈現在我腦海中。

　　看診時，我經常會打斷滔滔不絕、一直重複陳述病情患者的談話，那意味著我心中已有譜，請病人先

靜下來，接受我的問診，簡單扼要的回答即可。打斷病人滔滔不絕說個不停的目的，主要是這些負面的談話，一直在病患心中盤旋、糾纏，其實是嚴重內耗的過程，是病患不自知、卻是正在毀滅自己健康的凌遲。

　　煞不住的一直重複講，越講病人不自覺的沉溺越深，原有的症狀就無形的被放大、變嚴重，就越令病人感知到難以自拔的不舒服。這就好像一隻貓，誤認為尾巴是耗子而去追逐，結果只是在原地打圈圈，既抓不到耗子也填不飽肚子，又累了個精疲力竭，牠只是沒想到，當頭轉向另一邊之後，可能就別有一番光景了。

改變自己困境的第一句好話

　　下定決心，誠心誠意的許一個願：「願我恢復健康，遠離病痛！」這就是改變自己困境的第一句好話。

　　無關你的宗教信仰，許這個願的重點在——虔誠！

　　打從心裡面堅定不疑的相信：「我一定能恢復健康，遠離病痛！」姑且不談歷史上有多少近似神蹟的例子，我認為其中不乏是因為滴水穿石的願力所達成，虔誠的祈禱、眾人集氣後的怪病霍然痊癒、甚至瀕死之人復活等傳聞，古今中外都有。

　　我們且以自律神經主宰的功能來談起吧！

　　自律神經靠著視、聽、嗅、味、皮膚等感覺器官，收集外在環境的訊息，經大腦統整分析後，發布調節心跳、呼吸、腸胃蠕動、消化等的命令，使人體處在

最節省耗能、且最有效率的極佳狀態。而人的大腦思考事情時，也會直接啟動自律神經系統做出調整身體、內臟等的參數來作因應，改變原本人體最有效率的極佳狀態。例如大腦想到辣椒，不用真的吃，光想像辣椒的圖像，身體就會依過去吃辣椒的經驗，產生類似吃辣椒後的發熱或舌頭發麻；大腦一想到要出遊，不自主的就怦然心跳的興奮、甚至莫名其妙愉悅的哼起歌來。

　　無論是任何原因導致身體的失衡，自律神經系統之所以會「凸槌」，好像短路般跑出一些有的沒有的、奇奇怪怪的症狀，使得大腦會收集到不知所以然的這裡痠痛、那裡麻麻的、眼睛乾澀、食不知味、肚子常悶悶脹脹的，或心悸、胸悶等等訊息。如果該做的各種檢查都做了，也查不出原因後，病人仍無法放下、寬心時，這些訊息就會再發布命令給自律神經系統，希望能校正回來；人體就在如此的惡性循環下越來越衰弱。

　　很可惜，自律神經系統就是無法再校正原來身體因病態而失衡的「凸槌」，大腦再多的命令、更多的校

正，都成了徒勞無功的內耗，是一個自我毀滅的程式，光只是用腦袋想就這麼糟了，更何況還加上病人不斷的抱怨，一遍再一遍，透過聽覺再收集、再傳回大腦，結果只是提油滅火，後果就是這林林總總的不舒服，成了銘心刻骨的烙印。

　　我將自律神經失調病患拖出泥淖的招數，就是要他許一個願，真心誠意的自我期許：「我一定能恢復健康，遠離病痛！」這第一句好話，頭腦想著、耳朵再聽進去，則為截斷自我毀滅程式的第一步驟。

讚美不離不棄守護你的人

　　接下來，則是對守護、照顧你的家人、親友，說讚美的話，記住，是「讚美」的話，「不是感恩」的話——

　　感恩的話，表達的往往是：「很抱歉，我身體不好，拖累大家沒能好好上班、上課，我由衷的感恩你們。」這話語仍是帶有負面的傷感，不如改為：

「哇，你說的，真的是個好主意呢！」

「這道菜這麼煮很好吃，胃口都來了耶！」

「剪這樣的髮型，看起來，人比較有精神喔！」

請記住，每一句話的尾音的聲調，「都是上揚」的！

長期守護照顧自律神經失調病患的家人或親友，由於耳濡目染、一再重複聽病人的抱怨，照顧者自己，腦中負責懷疑與恐懼的大腦邊緣系統（Limbic System）杏仁體（Amygdala）也需要針對這些負面接收、一遍遍的要求自律神經系統再三校正，以因應這些不得不接收的病人負面情緒。

因長期照顧病人，照顧者焦慮的神經迴路受到強化，資訊反而堆入長期記憶庫，變得更焦慮、更負面思考，對照顧者的身體，也是一個外加的耗能。因此當自律神經失調的病患用讚美來與照顧者對話，不但照顧者的自律神經系統，可以不用再為原本聽到的抱怨校正耗能，病患自己也聽到一句好話，再療癒一次。

於是病人和照顧者間，彼此有了笑容、心頭一鬆、

肩背重擔似乎也減輕了一半。根據研究，這樣做可以
阻斷大腦釋放刺激壓力時，所產生加重自律神經失調
的神經化學物質。不過就是一句好話，同時可以開朗
與溫暖兩個人的心情，試試何妨呢？

請每天唱歌，要唱出聲音來

「每天唱歌，要唱出聲音來，至少十分鐘。」

第一次聽到我這樣交代，病患都會很驚訝的反問：

「這是什麼奇怪的要求啊？為什麼？」

「我不愛唱歌。」

「我沒音感、我唱歌太難聽了。」

請聽醫囑這樣做，就是這麼簡單，做就對了！

其實自出生被抱在母親懷裡，甚至在媽媽懷胎腹中，你就在聽歌了；上了幼稚園，也幾乎在歌聲中度過，對於旋律、歌曲，其實是大家自小熟悉的。幾乎每個人在一生起伏的過程中，各個不同階段，總有那麼一首歌，能勾起心靈深處的感動，有人說這也算是一種「療癒」。

有人一聽到某一首歌、或某一段副歌時，特別會

起雞皮疙瘩，這意味著這首歌透過聽覺，牽動了大腦對於某一段感情、某一段記憶，有了「我心深深處」的迴響，因而自律神經系統開始了一些反應：可能是鼻頭一酸，豆大眼淚就不聽使喚的奪眶而出；可能是喉頭一緊，哽咽難抑，也可能是臉頰發燙、呼吸隨之急促的怦然心跳……

　　「療癒」這兩個字，真是貼切的點出了音樂對於自律神經系統失調的安撫功能，也難怪自有人類歷史以來，世界各地，即便是再原始的部落民族，也有很好聽、動人心思的各式各樣民謠、地方小曲小調流傳。有些詞曲，外地人完全聽不懂，但扣人心弦的音樂魅力卻能瘋行全世界。從古到今的人們，高興時唱歌、悲傷時也唱歌、眾人歡聚的慶典上唱歌、一個人孤獨落寞時也唱歌。

　　所以請別擔心「我又不會唱歌」，唱首歌不見得是為了給誰聽，請當是種心情的抒發；請別害羞，你可以先從在浴室洗澡開始，嘩啦啦的水聲是不錯的遮掩；要不然，獨自開車時，身邊無人的小空間，你高興怎麼唱就怎麼唱，請試試，唱完，你的心情真的會不一

樣！

　　對於來我門診的病人，我會特別交代這項非常重要的功課：「多唱唱歌吧！」

　　這恐怕是自律神經失調醫學教科書不曾寫過的療法，在我記憶中，可能也沒有任何一位醫學中心的教授提倡或主張我這個滿特別、創新、有趣味的療法。

　　我的道理是要唱一首歌，眼睛要看歌詞、耳朵要聽旋律、跟拍子，大腦同時要快速計算轉音時的呼吸、心跳，該如何搭配做適度收縮及舒張、會用到哪些肌肉、神經的支配、血流速度的快慢……林林總總，是需要有完整「配套」的，這些都是藉著唱歌，在訓練我們可能已失衡的自律神經系統。

　　聽到自得其樂的歌聲，即便不是如職業歌手般感受到鼻腔或胸腔或腹腔的共鳴，但當沉浸在唱歌過程中，大腦暫時忙得沒空再收到來自身體的各種不舒服訊息，也可能在這一時片刻間的專注，會暫時忘掉那些令人懊惱的憂鬱或焦慮。

　　我會堅持要求自律神經失調病患做「唱歌的功課」，其實唱歌原本就是人人唾手可得的一種快樂，而且近年來的研究，發現人腦快樂中樞（pleasure center）的伏隔核（NAcc）神經認知，可透過音樂的節奏，調節多巴胺的釋放，也佐證了我這「唱歌的功課」之所以有效的立論。

　　伏隔核這個快樂中樞，過去的研究著重在它是人的獎賞系統，因此與成癮機轉關係密切，毒品成癮、藥癮、酒癮，都已經很清楚的是在短暫的快樂、迷戀之後，留下的腦部長期損傷。但我教的，是用腦海中想要的快樂，及唱歌的陶醉感，不但沒有副作用、且有益健康！除了聽覺的回饋刺激外，就是孔老夫子在《禮記》中所談的人生的快樂：「飲食男女，人之大欲存焉。」

　　伏隔核，也是負責美食及性愛愉悅的回饋，功能是使人類透過飲食得以生存，透過男女之愛慾，得以繁衍。因此同樣的道理，我也鼓勵自律神經系統失調病患，何不適可而止的學學品酒、品茶、品咖啡、品自己所愛的美食。這種透過嗅覺、味覺所刺激釋放的

多巴胺，及所獲得的快樂，不也是生活中一種美好樂趣？有些人會把品味飲食，視為一個人有沒有格調或懂不懂生活的標準，甚至把米其林排名的美食，當作生活中不可或缺的一種享受。

　　身為一位醫者我怎麼看待呢？

　　數千年來，醇酒、茶韻、咖啡、五花八門色香味俱全的美食，不就是人類透過視覺、聽覺、味覺、嗅覺等觸感，可以很有效率的預防人在面臨各種不如意、壓力之下，發生自律神經系統失調，或在自律神經系統已經失調的病況下，這些飲食，扮演著一種幾近完美、沒有副作用的救贖？截至目前為止，我不認為有現存的任何一種藥，比這些感覺所帶來的心滿意足、能更有效的幫助病患恢復健康。

　　我常勸病人：「憂一日則失一日，喜一日則得一日。」何苦終日一直在抱怨身體的不舒服？何不為自己唱首歌？更何況，如果過程或結果起雞皮疙瘩；鼻頭

一酸，眼淚奪眶而出；臉頰發燙、呼吸急促的怦然心動等等反應，那真是太好了！因為這些身體反應，是直接追溯到導致自律神經失衡在心靈某一個深處的源頭，做療癒的修復。我想出了這一便宜又簡單的方法，行之多年，功效奇大，這是我幫病人根治自律神經失衡的開始。

快樂是什麼

「最近一次，感覺到快樂是什麼時候？」

當我在門診提出這個問題時，很多的病患都會先愣了一下，再想一會兒，才能不確定的、勉強的擠出幾個字來。

有位事業有成的老闆，聳聳肩、頗有遲疑的回答：「打高爾夫球吧？」

「為什麼打高爾夫球會感到快樂呢？」

「因為球杆揮得好時，很有成就感，而且呼吸新鮮的空氣、腳踩在柔軟的草地上，感覺真的很輕鬆、舒服！」

這就對了，我希望自律神經失調的病患，能經常

去抓住那種能感覺到快樂的情緒。過去的臨床經驗發現，越嚴重的自律神經失調患者，越無法記得什麼是快樂？如何做才能得到快樂？有可能這群人在個性上，長期對於每件事情習慣思前想後，加上事情多、工作時間又長，使焦慮的神經迴路儲存於大腦長期記憶庫，在自己沒有察覺之下，默默潛移成一種「慣性」的容易焦慮。

老是負面思考的人，在生活中或工作上的習性，也同時長期抑制了負責獎賞、快樂及笑容等活動的神經元伏隔核（NAcc）多巴胺的分泌或回收濃度不足，於是當然就記不起快樂的感覺，也就沒有動力想、去做有可能感到快樂的事情、運動，或休閒。

不由自主的快樂不起來，有沒有藥可醫

當然有！

請先真心的信賴一兩位有經驗、能對症的醫生，

為什麼不是一位就好了？為了強化病患一開始不知道哪一位才是自己需要的那位醫師；如果兩位檢查的結果都是沒有重大、短期致命疾病的危機時，就請挑一位自己覺得舒服的醫師，然後「真心誠意的信賴他」。

兩千五百多年前，因醫術精湛，被尊為「醫神」，宋仁宗封為「靈應侯」的扁鵲，在《史記‧扁鵲倉公列傳》中記載著「病有六不治」，點出了六種讓神醫也束手無策的病人：

- 驕恣不論於理，一不治也。
- 輕身重財，二不治也。
- 衣食不能適，三不治也。
- 陰陽並，臟氣不定，四不治也。
- 形羸不能服藥，五不治也。
- 信巫不信醫，六不治也。

翻成白話文的意思是說——

高傲任性、有理講不清的人，一不治；要錢不要命的人，二不治；穿衣飲食、生活起居不能有所節制的人，三不治；臟氣已陰陽錯亂、回天乏術的人，四不治；病拖到入膏肓，連藥都沒法吞的人，五不治；

相信怪力亂神而不信正規醫生醫術醫療的人，六不治。

　　其中我認為最重要的，是醫師與病人間的「信任」！

　　今天，如果一個來找我看診的病人，並不是那麼相信我，一開始對我所交代的「說好話、展笑容、享受唱歌」這樣醫囑心存猶豫、懷疑，試問如何貫徹我想改變病患的善意？連基本的嘗試腳步都不肯邁出一步，我將如何能救他離病離苦？再說看診之時，醫師在思索如何用針取穴、斟酌處方，無一不是在為病患的痊癒佈局，若是病人沒有「我相信眼前這位醫師，一定能幫我恢復健康，遠離病痛」的意志，我行我素繼續任性之下，要如何醫病之間同心的對抗病魔？

　　談到用藥，自律神經失調，會誘發憂鬱症及帕金森氏症，其實與多巴胺（dopamine）這個神經傳導物質，有高度的相關。現代醫學當然發展出一系列的藥物來治療，如「正腎上腺素」與「血清素」的調節劑：樂活憂口溶錠（Mirtazapine；舒美寧）及多巴胺與正腎上腺素回收抑制劑：威博雋持續性藥效錠（Bupropion）能有增加多巴胺濃度的作用。這兩者雖然都是抗憂鬱

症藥物，但由於可改善自律神經失調的病症，且為具有 A 級止痛效果的功效，所以也常用於自律神經系統失調的病患。藥的確有效，但長期服用後陸陸續續發生的副作用，卻成為病患轉尋求中醫治療的主要原因。

 我個人淺見——

　　針灸搭配中藥的中醫療法，在病程短、病情輕時為主要療法；當已達中或重度病症才來中醫門診求治，我會用多頻率的針灸，一周至少三次，搭配中藥的中醫療法，去減輕病症、減少依賴自律神經失調的西藥、抗憂鬱症藥的劑量，治療期至少半年。

　　有很多原本無法自拔中度的病人，從此不再用西藥，或依賴很輕劑量，而自覺重拾失落多時的快樂日子。不論我在書上所說採用的針灸穴道或中藥多麼有效，都有一個不變的前提，那就是我會不斷提醒的問病患：

　　「最近做了什麼快樂的事？」

　　「要不要簡單記下來，描述給我看，什麼是快樂

的感覺？」

　　這種不斷提醒快樂的刺激神經元，它們所分泌的神經傳導物質，才是最自然而且絕無副作用的。

　　這一個簡單又有效的方法，是我想出來一方面中斷病人感知自律神經失衡所帶來的身體不舒服，另一方面，從大腦這根本的源頭，來矯正自律神經的失衡。

第二章

經絡與自律神經的
異曲同工之妙

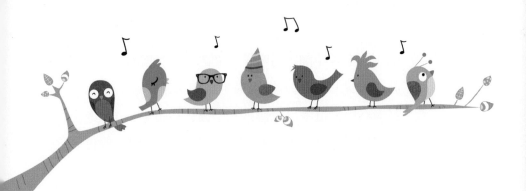

內觀自己的身體
你也不難做到

　　兩百八十多年前，清雍正年間的中醫大師程鍾齡，為了教導後輩中醫師，將他畢生臨床經驗總結，寫下了《醫學心悟》這本足以傳世的中醫教科書。

　　全書對執業的中醫師而言，見解深入精闢，言簡意賅，其中有一段句子，雖然是寫給中醫師看診前的提醒，但依我看，極適合推廣給自律神經失調的病患。書中卷一有一節「醫有徹始徹終之理」，程鍾齡認為：

　　或問曰：「醫道至繁，何以得其要領，而執簡以馭繁也？」

　　余曰：「病不在人身之外，而在人身之中。子試靜坐內觀，從頭面推想，自胸至足，從足跟推想，自背至頭；從皮肉推想，內至筋骨臟腑，則全書之目錄，

在其中矣……」

　　我在近三十年的臨床後，每讀這一段，愈益有感，程鍾齡所教的功法，早年我依其說法去做，就覺得看診時容易心平氣和。一段時間的心領神會後，在思索對治奇、難、怪病時，有時會有靈機一動的神來之筆。後來我嘗試用中醫經絡理論的皮部、內臟、經絡循行方向、穴點、經絡間彼此連接的意象圖內觀整個身體，感到自身體內似乎更有變化，看病的角度及靈活度又更寬廣了，連把脈的觸感也有所不同。

　　程鍾齡功法的奧秘之處，很難言傳。近年來，我將西醫的五官、內臟解剖，神經、血管、肌肉等分布的解剖圖加以內觀，結果就更妙了；我認為有直接驅動或調節自律神經系統的效果！程鍾齡在兩百多年前發表的這種功法：「從頭面推想，自胸至足，從足跟推想，自背至頭」的部分，或許大家還容易想像；但「從皮肉推想，內至筋骨臟腑」則對很多人是很困難的。

　　我建議大家買一本解剖書，看圖後內觀自己，從頭開始頭皮、臉皮、高的、低的、凹的之後，將表相去掉，往下一層內觀，一如解剖書上的各部位肌肉、

神經，再一層是頭骨，再進一步腦部，頭部完成後再
挑脖子、肩、胸等部位內觀。也可以從上往下內觀，
這有點像電腦斷層儀器在掃描檢查我們身體一樣，由
最頂端的頭皮開始，將身體每一公分橫切內觀一遍，
由最外層的皮膚開始、觀進血管、脂肪、肌肉、神經、
頭骨⋯⋯

　　其實各位讀者朋友不要以為這很難、或內觀時萬
一想錯了怎麼辦？試想，近三百年前，還沒有這麼清
楚、詳實的解剖學圖解之前，程鍾齡就已經教大家一
個很重要的原則：若是中醫師看診前，能先把意念檢
視自己身體，就已能於看診之時，容易偵測到病人氣
血不通的癥結處了。

　　我認為應將這樣的心法廣傳給大眾，只
要大家平日就如此做，試圖用意念檢視自己身體，即
使解剖位置不是那麼準確也無所謂，光這一招，只要
做了，就中醫的角度，人身體各個被檢視、內觀到部
位的「氣」，容易平和而流暢。

　　內觀體察原本存在，但為我們所輕忽的「氣」，所得到的好處，除了順氣之外，血行也流暢了。從西醫的角度看，自律神經系統開始啟動，當然就帶動局部器官的血液與淋巴循環穩定而不阻塞，器官就有穩定的供氧及排除代謝廢料，自癒、修復的能力，也跟著加強。如此一來當然可能減少或免於病痛、甚至救自己脫困於可能的危急或重病。

　　如果病人願意在來找我看診前，先做了自我內觀的功課，那麼在給我看病時，不論是用針或用藥在疏通、平衡氣血上，都能得到事半功倍的效果。

藏在一呼一吸間的奧妙

　　我用針灸治病超過二十年，時有神效，也有效果不彰之時，但當讀到沈佐廷所著的《針灸實驗用方大全》時，我小心翼翼屏息以讀，尤其在第十二節：「用深呼吸追氣補瀉攻催法之發見」文中記載：「稽古之補瀉要義，本於迎隨二字。迎而奪之謂之瀉，隨而濟之謂之補，欲適合迎隨而立種種手術，則其方法愈多而愈晦，

學者就愈難了解。於是以補為瀉者有之，以瀉為補者亦有之，且有不分補瀉，顛倒雜亂，結果治癒不良，以致病者與醫者均感疑惑。針灸之道，於今日替！此實為一最大原因也。」

　　讀至此，怦然心驚，難道我用針灸治療病人，效果差的原因便在於此嗎？再讀下去：「……譬如人身內氣循與血循適在上行之際，一吸其氣即降，呼之又升，足證呼吸能控制氣血之升降。是以御氣迎隨準確，補瀉之功用倍之，補虛當覺神奮，止痛立見痛失，余曾作種種試驗，功效奇特，甚至冒險試治古人所誡『針實不針虛』之虛癆衰弱陰陽形氣俱不足者，用針補之，亦無不立竿見影，打破前人紀錄。至於攻催藉呼吸之力，更易運用如意，余對於用呼吸追氣以助針功之手術，因長期體驗，頗有詳細之發見，如病人身體與病象，人人不同，其施補瀉之方法，常各異其科。用深呼吸追氣，補瀉攻催，亦有其運用之心得……」

　　太好了，這位以沈氏針法獨步一方的針灸前輩，他的見解言之有理，於是自此——

　　我將「呼吸追氣」的做法，帶入針灸治療，
進針時病人的吸氣、吐氣、有意的咳嗽，果然效果倍
增；而病患多人也體驗到當我針刺後，當下減輕、或
甚至於痊癒的神奇效果。可見僅一個病人的呼吸動作
的改變，關係到病情改善程度的影響竟然可這麼大，
這就是中醫善於調控「氣」的手法。

我所謂的「呼吸療法」

　　在我體驗先賢的寶貴經驗後，更進而運用這個原
理，加上用意念疏通氣血的「內觀法」，往往要求在我
針刺治療後，或坐或躺的病人，不可以談話聊天，而
是在我留針的治療時間，依我指示做深而長的呼吸，
可用鼻子也可用口呼氣，並用意念想像吸入的是如高
山清晨充滿芬多精的清新空氣。這些空氣吸入後，遊
走四肢的皮膚、肌肉，隨即布滿了肺、胃、腹腔；然
後的吐氣，想像吐出的是如霧霾般骯髒的空氣，而這
些空氣是帶著從胸腔、腹腔、四肢的廢料，跟隨著吐
氣排出去，這就是我所謂的呼吸療法。

　　經過這樣的「呼吸強化」，來看診病人在我針後的

療效又更明顯，而且這一招在沒有針的平日，或在等待我下針期間，病人若肯多做，都對調控自律神經系統有很大平衡的作用。自律神經失調的病患，經常會聽到身邊親友或醫師的關心：「你就是個性太緊張，要學著放輕鬆、凡事不要太計較。」其實自律神經失調的病人都知道，也努力嘗試過，但結果是由不得他們自己。

　　明明已經知道有人要進門，門即便輕輕被關上，自律神經失調的病人，心頭仍不免被驚悸了一下；若是背後有人突然用力關上抽屜，他也很容易被狠狠的嚇一大跳。看書或做事時，他們的肩膀不自主的就聳起來。一過馬路，就不由自主的緊張到心悸，真的是難以言喻的很不舒服……這些身不由己的擔驚受怕，並非如大家口中所說的「你就是個性太緊張，要學著放輕鬆、凡事不要太計較」那麼輕鬆。由於目前沒有任何儀器可測量自律神經失調病人不舒服的嚴重程度，病人有時甚至於會怪自己為何那麼虛弱無用，因為是各系統的失控的紊亂，因此，西醫開的藥，不會剛剛好的對症下藥，要嘛沒效，要嘛有效，但副作用不少。

中醫學的
「心腎不交、髓海不足」

　　依我個人從中醫學的診斷來看，自律神經失調病因出在「心腎不交、髓海不足」；過去不管由於過勞、壓力過大等的任何理由，使身體少了能交通心腎的機制及能力，因為少了這機制，且髓海又不足以回補，使得病人自己明明知道該放鬆、該淡然處之，但卻老是無法泰然放鬆、放下。

　　因此一定要積極介入「交通心腎」及「填精補髓」的治療，單就特別教導病人學習放輕鬆，或僅要求做心理諮商，對自律神經失調病人是不夠的。至於中西療法各有優缺點，借重西藥的針對性，於嚴重時使用，能暫時讓這自我毀滅程式的速度變慢，一旦有機會先穩住，自律神經失調，就有機會用中醫療法恢復痊癒，這是西藥的優點及使用時機。

中西醫藥的併行治療

在中西醫藥合併治療的過程，一定謹記，盡量嘗試減少西藥服用的時間及劑量，自律神經系統失衡較嚴重時，病人可搭配高頻率的針灸療法，甚至天天接受針灸治療、服用中藥，來彌補少了交通能力的心腎機制。

或許有人會問：「能純用中醫藥療法，治癒自律神經失調嗎？」答案是肯定的！但我為何主張用中西醫整合療法呢？理由很簡單，中醫藥療法，可以治癒自律神經失調，但導致壓垮自律神經調控能力的原因，必然是一個病患常接觸到的人、事、地、物或事件，這個導致壓垮的原因，可能不定時的會讓病患惡化症狀，因此最有利於自律神經系統失衡的治療，就是中西醫整合療法。

當自律神經失調病況極不舒服時，先前有效的抗焦慮藥可以吃，幫助睡覺的助眠藥也可以吃，

同時接受針刺及中藥治療，如此一來可減少服用這些西藥的時間及劑量；一旦病況趨緩，就要積極減少西藥的劑量。

多年的臨床觀察顯示，有不少原本每天都不快樂、足不出戶，或因心悸、睡不好、腸胃不適等無法正常工作、參與社交的病友，在用中西醫併治療法的 3-6 個月，幾乎都能活力充沛的過著快樂的日子。有些病人甚至驚訝，連睡前服用助眠藥的劑量，都能降到四分之一，甚至於八分之一顆即可。

從以上所談，讀者朋友是否也發現，我點出了自律神經失調現階段的治療，不論是大部分中醫師從「心藏神」統管情志（思維）的心系統著手，或西醫從「心理」來治療自律神經失調不足，前面文章的那些做法及步驟，應非常不同於現階段自律神經失調病患所接受的傳統建議及療法。因為有效，我已在臨床上推廣、且行之多年，幫助了許多備受自律神經失調困擾的病友。

中醫學四大經典之首的《黃帝內經》，這樣形容

「藏神」與「統管情志」的心：「心者，君主之官也，神明出焉。」而且認定「主明則下安」，萬一「主不明則十二官危，使道閉塞而不通，形乃大傷，以此養生則殃，以為天下者，其宗大危，戒之戒之。《黃帝內經》以古代朝廷的君王，來形容中醫學「心」的身分地位，無比傳神！因為一旦這發號施令的君王出了亂子，則百官皆亂、國政必敗；以此來看自律神經失調的病症，真是再貼切不過。當身體表現出各式各樣檢查不出毛病的症狀，就如同各自為政的文武百官，互不協調互不相幫、各做各的亂成一團。

　　關於腎，《黃帝內經》的說法是：「腎者，作強之官，伎巧出焉。」意思是說，腎系統是統整君主命令及確切完成任務的系統。在人身體代表著能有旺盛、足夠的精力完成各項「心」想要完成的工作。但若由於文武百官互不相輔相成，就如同自律神經失調的病患，終日惶惶，飽受各種症狀所苦。

　　這好比就是「心」的命令，沒交到「腎」的手上，或是收到了，但完成不了、交不了差；這便是中醫所謂的「心腎不交」。

　　而當君王出了問題，百官皆各行其事時，此時應由輔佐國政的宰相出面主持大局，而肺系統正是這樣一個「相傅之官」。因此，我在自律神經失調病症上，看到了病人失去互相協調、亂成一團的各系統其「氣」是紊亂的。有的臟腑氣勢太強，病人便表現出不同的症狀，例如強烈的心悸、胃腸的糾結痛，有的臟腑氣勢太弱，以至於病人四肢冰冷、手麻、頻尿、虛弱、沒勁、不快樂等等症狀。

　　基於中醫學的基礎理論「肺主皮毛」，我發現善用淺刺在表皮的針灸療法，對自律神經失調病人是滿有幫助的。當我將先前的研究結合了西醫的解剖學、神經學後，發展出自律神經失調病症一定要多做針灸療法的主張。皮膚是人身體收集溫度、濕度、觸感等回饋到大腦最大的感覺器官，而近代的研究顯示：針灸淺刺表皮，有刺激副交感神經的作用，我可以根據身

體表現出來各式各樣的症狀，依其循行的經絡及交感神經、副交感神經分布的位置，選取穴道，施行針灸，不但成效立刻可見，而且比藥物使用方便許多。

能決生死的經脈

　　《黃帝內經》為現存世最早的中醫理論著作，內容分為《素問》與《靈樞》。《素問》偏重人體的生理、病理、疾病治療原則、原理，以及人與大自然間的相呼應等基本理論；《靈樞》則在講述人體胚胎、臟腑經絡、針灸等理論。《靈樞》經脈篇中記載：「經脈者，所以能決死生，處百病，調虛實，不可不通。」這段文章我的解釋為：

　　人身中有一種稱為「經脈」的「物質」或「系統」，可以決定一個人的生或死，可以決定一個人是否陷入、或能脫離，各式各樣的病症。

　　經脈具有自動調節我們身體「虛」或「實」的能

力及特性，是人體內可以不斷因應環境冷熱溫度變遷、個體飢餓、慾望，或應變意外發生，或遭受細菌、病毒攻擊等各種威脅的情況，並持續匯整各種訊息，對複雜訊息做出讓生命存續的快速反應，使人盡可能脫離各式各樣的危機或疾病。

這些複雜資訊的往返，若暢通無阻，則人體得以正常運作；反之，若通路崎嶇、滯礙難行，訊息斷斷續續，回應不但不正確，且無法將失衡的人體校正好、使之回歸正常，於是開始殘留下因個人不同體質的或短、或長期令人不舒服症狀，重則可能危及生命。因此經脈絕不可以不通，不通後果不堪設想。換句話說，一個經脈不通順的人，就算活著，也飽受各種症狀所苦，成為醫院、診所的常客。

身體的網路，經絡

經脈在中醫學的理論中，其實就是「經絡」，統稱「經脈」，是經絡的主體；《靈樞》脈度篇中記載：「經脈為裡，支而橫者為絡，絡之別者為孫。」所以經脈的

分支名為「絡脈」，再更細小的分支稱為「孫脈」或「孫絡」，說明了經絡是如網狀般的綿密系統。這其中最最令後世一直不解，或說令後世感到驚訝的──是《靈樞》如何找出這十二條正經的經絡？並且還能將它們循行人體的走向清楚標出？

　　《靈樞》海論篇所述，將十二經脈連結到臟腑及循行於解剖位置上的深淺，好像有透視眼一般，看到潛藏在人體中的這十二條經線。這十二條經脈，分別以身上的手、足、陰、陽來命名：

- 手三陰經

  手太陰肺經、手少陰心經、手厥陰心包經。

- 手三陽經

  手太陽小腸經、手陽明大腸經、手少陽三焦經。

- 足三陰經

  足太陰脾經、足少陰腎經、足厥陰肝經。

- 足三陽經

  足太陽膀胱經、足陽明胃經、足少陽膽經。

　　這十二經脈在四肢別出分支，名為「十二經別」，外連屬部分名為「十二經筋」、「十二皮部」。令人讚嘆

的是，兩千多年前，根本沒有什麼精密的醫學探測儀器，中醫先賢們，是擁有何等的大智慧，在《靈樞》書中，能將十二經脈流注於內臟及臟腑之間，做了詳細的描述：肺寅大卯胃辰宮，脾巳心午小未中，申胱酉腎心包戌，亥焦子膽丑肝通。

　十二經脈由寅時自手太陰肺經開始，依次於卯時流注於手陽明大腸經 → 辰時流注於足陽明胃經 → 巳時流注於足太陰脾經 → 午時流注於手少陰心經 → 未時流注於手太陽小腸經 → 申時流注於足太陽膀胱經 → 酉時流注於足少陰腎經 → 戌時流注於手厥陰心包經 → 亥時流注於手少陽三焦經 → 子時流注於足少陽膽經 → 丑時流注於足厥陰肝經，然後回注於手太陰肺經，如此周而復始，如環無端。

12 經脈 12 時辰，如環無端循行：

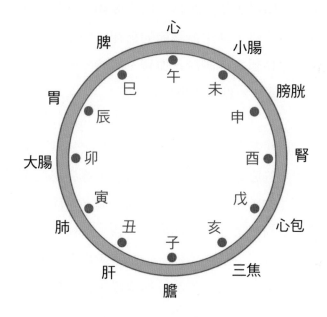

　　這些經絡，看起來像是血管的血流、或是淋巴管的淋巴循流、抑或是神經系統的傳導結構，但又不完全能歸類於上述現代醫學的某一解剖系統。

我個人淺見：中醫的經絡理論，其實在某個程度上，解釋了交感神經、副交感神經所組成，維持人體非意識性，為生存調節的自律神經系統，及回應變化、維持恆定的神經、血管、肌肉、內分泌、淋巴等的協同運作，有著異曲同工之妙。

在古籍《難經》一書中提到，從外來的感染源，及從人體內的臟腑系統所產生的疾病，都會影響到經絡氣血流注的順暢，而導致後續的病變。這與自律神經系統，會自動調節人的呼吸、心跳、腸胃蠕動，並將吸收的營養成分、呼吸的氧氣，不用透過思考，在無意識下，維持著人的生命。而當受細菌、病毒攻擊等各種威脅時，會快速應變，或以發燒、打噴嚏、怕冷等症狀及分泌組織胺、發炎等反應來「接招」，以加速人體的血液循環，帶動更多的吞噬細胞、白血球、免疫細胞來保衛身體的反應是一樣的。

當人不舒服時，非意識性的自律神經主動介入，高頻率運作、調度、自我防衛，如果此時病人能有足夠的睡眠、休息，則自律神經系統可發揮高效能的自

癒力，帶領個體脫離病痛，恢復正常。這也是《靈樞》書中所指的「經脈者不可不通」的道理。

即便是由感冒病毒所感染的不舒服，病人仍熬夜工作，不給予充分的睡眠、休息，或持續服用抗組織胺、抗發炎的藥物，來降低人體免疫反應的時間，則延長了發炎的鼻黏膜、下鼻甲逐漸充血、水腫、肥厚，而逐步的發展成為慢性鼻炎、鼻竇炎、鼻淚管阻塞造成的眼睛流淚或乾澀、耳咽管阻塞的聽力下降，或耳鳴等慢性症狀。

此時的自律神經系統，不能發揮高效能的自癒能力，而且需要不斷因應這些慢性病所引起的症狀，其實是身體經脈逐漸不通下的內耗。這樣一個不能調校回復健康的失衡狀態，等於打了個結後再加個結，不斷擴大失衡的廣度及深度。舉例來說：

- 慢性鼻竇炎，弱化了嗅覺的能力，甚至不聞香臭。
- 鼻淚管阻塞造成的眼睛流淚或乾澀，弱化了視覺的能力，甚或影響正常的閱讀或工作。
- 耳咽管阻塞的聽力下降，或耳鳴等慢性症狀，

弱化了聽覺的能力，甚或影響正常的社交或休閒。

　　聞、看、聽，是我們人體自律神經系統很重要的收集資訊接收器，鼻子、眼睛、耳朵傳達的資訊不足，只會讓大腦的決策反應不正確或不精確，自律神經系統當然無法維持神經、血管、肌肉、內分泌、淋巴等協同運作的恆定，而讓一個小小感冒，成為過敏的鼻病、眼睛乾澀、耳鳴、睡眠呼吸中止症、容易疲倦、精神不濟等不適。當患者成為求診的常客，此時的病人的自律神經系統，已越來越往不可逆的失衡發展，終於導致身心症、心血管病症、中風、甚或猝死，這也就是《靈樞》所陳述的「決死生、處百病」了。

經絡與自律神經的一家親

在我二十多年前開始學針灸時，早期體會是：

十二經脈流注全身，好像神經、血管輸送氧氣與營養成分到全身，的確與我們的健康至關重要，而經脈流注不暢，病便因此而起。所以治療、疏通十二經脈不暢之處，是治病的重要的精髓所在。至於是何病因導致經脈流注不暢？即是中醫們要追根溯源，治好病的最重要蛛絲馬跡，才能據此對症下針來治病。

針刺經絡這門學問，看似很容易入門及上手，但要成為一位針刺治病的高手，其實是很困難的！記得我二十年前開辦台北市立陽明醫院中醫科，當時全台

北市，只有官方主導的台北市立和平醫院中醫部，是唯一中醫師有教學養成的公家單位。我以個人之力，終於促成成立第二所公立綜合醫院附設中醫科，而後陸續開辦的中興、仁愛等醫院中醫科，皆曾來陽明醫院中醫科吸取設立的經驗，這才開始擴大了北台灣中西醫結合療法發展的基礎。

當時年輕的我，承蒙張成國教授、王清福主任的傾囊相授十二經脈取穴及針術，得以開展針灸的醫療。記得當時周一到周五，每診皆百餘病患求診，如此忙碌的過程，十年倏忽而過，連自己針過多少病人算也算不清楚了。針灸好的病患固然佔絕大部分，但療效欠佳者亦不在少數；於是我開始鑽研尋求傳說中的各種理論及針術，譬如頭皮針、耳針、火針、火罐、眼針、手針、董氏奇穴、五俞穴、呼吸追補療法、全息律、對稱療法、動氣療法等，的確有時有奇效，有時一些來自病患的反應，卻也不一定那麼好。

就在面臨傳統各種針灸理論及針術的瓶頸時，我開始導入西醫的各學門加以整合，從解剖學的血管、神經、肌肉，骨科的病變機轉，復健科的理論及療法、

腦神經科的原理等，試圖詮釋針灸有效的道理，及如何改善無效的病症。在孜孜不倦的中西醫理論相印證及針灸療法整合下，近十年來，我的針術及療效，有了大幅的進步提升。除了特別注意到自律神經系統與針灸的療效外，加上臨床經驗，我開始做心律變異度（Heart Rate Variability）與體質、陰陽相關性的研究。心律變異度，是指心臟除了受心律引發跳動外，也受到自律神經系統影響的研究。

　　私立中國醫藥大學副校長張永賢的研究，就是以自律神經系統交感神經與「陽」，副交感神經與「陰」，做了不少的實驗，並多次鼓勵我投入這領域的研究。隨著國際上運用心律變異度，測量驗證自律神經系統交感神經與陽，副交感神經與陰的高度相關研究，陸續有愈來愈多的發表，於是──

　　我將自律神經系統，從解剖分布位置、與血管循環、運動神經的互動表現，與內分泌系統各激素改變的關係、各個不同病因、病原的疾病，與自律神經系統表現在人體症狀加以分析、解構、重組後的解讀，得到了極大突破的心得，將這樣的心得觀念用於臨床

取穴、用藥的處方，竟躍進式的，得到比傳統各種針灸理論及針術，更理想的療效成果。

其實近十年來，大陸與台灣有些中醫針灸醫師，已陸續提出這樣的論調或研究成果，與我所體悟到的心得觀念是一致的，這意味著有一群中醫針灸醫師，已將西醫自律神經與針刺療法做整合，而且也在在體會出這源自於傳統中醫療法的脫胎換骨成效。

以「針」救自律神經失衡

自律神經失衡如身心症，透過下針治療，醫病之間都能感受到遠超過西醫的鎮靜安眠用藥、或精神科慣用的治療焦慮、憂慮等藥物的驚人療效。雖然我並沒有仔細去搜尋，看大陸學者是否已有類似這方面整套理論的著作，我將在本書中，就個人重大突破的心得及躍進式療效的針術加以解釋，與有緣的讀者朋友們一同分享。

　　從自律神經系統解剖分布位置來看，所謂的頭皮針、耳針、眼針，直接的就對應到不同腦神經的分布。值得關注的是，頭皮、耳、眼、臉、鼻，多是不同副交感神經的支配區域。頭皮針、耳針、眼針這些針術，除了發展取穴、配穴的論述外，當然需要把不同副交感神經的調控、反應，局部及全身的症狀，納入取穴、配穴的考量。

　　於是創新的穴位組合發展出來，而新的、令人驚豔的療效，也跟著在病患驚呼神奇聲中完成。當自己靜下來檢視，這二十多年的讀、想、用、再修正所得到的結果，赫然發現，最有效的穴道，竟多仍屬於二十年前所學十二經脈或十二正經的穴位，如果有不同，也就僅選取組合的穴位，與傳統針灸理論選穴不完全相同罷了。

　　這不禁讓我再想起《靈樞‧經別》的記載：「夫十二經脈者，人之所以生，病之所以成，人之所以治，病之所以起，學之所始，工之所止也，粗之所易，上之所難也。」二十多年後的體會是：

　　十二經脈流注全身，是搭配在自律神經系統下，統合調節神經、血管、內分泌、內臟的整體表現，因此不但是與我們的健康、且是維持生命的關鍵，各種引起經脈流注不暢（自律神經失衡）的狀況，會導致疾病（可以是找不到原因不舒服的症狀），而各種疾病（可能是病毒、細菌、過勞、壓力、狂歡，或如糖尿病、高血壓等慢性疾病），會引發各個不同系統經脈的流注不暢（可能是口乾、眼睛疲勞、乾澀、心悸、胸悶、吸不到氣、耳鳴、失眠、焦慮、易怒、憂鬱等）。

　　各種引起經脈流注不暢的狀況，與一個人的健康與否有著複雜因果關係，要治好一個人的病症，雖然可以依口乾、眼睛疲勞乾澀、心悸、胸悶、吸不到氣、耳鳴、失眠、焦慮、易怒、憂鬱等不同病症所屬的系統經脈（不同的副交感神經或交感神經）來治療或疏通即可改善；但仍應依不同病毒、細菌、過勞、壓力、縱慾，或如糖尿病、高血壓等慢性疾病，對不同的副交感神經或交感神經，引發了短期或長期的失衡，也要有充分的了解。

　　這表示要學習龐大的病毒學、細菌學、流行病學、

組織學、病理學、內分泌學、腦神經學的知識，並納
入選穴時的參酌，而五臟相生剋與自律神經系統的複
雜互動，是我個人認為中西兩大醫理，兼容並蓄合創
了令人驚豔療效很重要的臨床思路。

第三章

成也經絡敗也經絡的身心症

視覺
是自律神經最大資訊供應商

　　人類能從哺乳動物在地球生物演化的嚴酷競爭中，獲得成功的重要因素之一，在於有發展良好的視覺、聽覺、嗅覺、味覺以及觸覺等器官，並在收集環境中的各項資料，經大腦快速分析研判後，有意識的發出各種有智能的因應命令，相對於其他的動物，視覺是人類生存非常倚重的一個感覺器官。

　　有研究者指出，七成或以上外界資訊，是透過視覺所收集的分析理解而完成，而眼睛所看到的情境、景象也直接引發了想法及心理的變化，這些有意識的過程，不斷地在校正，無意識下幫自律神經系統做調控，因此眼睛的症狀，可以是自律神經系統調控失靈的結果，也可以直接且不間斷地去影響其所屬的副交感神經系統。

　　談到十二經脈與自律神經系統關係密切的，個人認為非膀胱經莫屬。膀胱經是全身最長的經絡，共有 67 穴，左右對稱共有 134 個穴位，也是穴位最多的經絡。

118

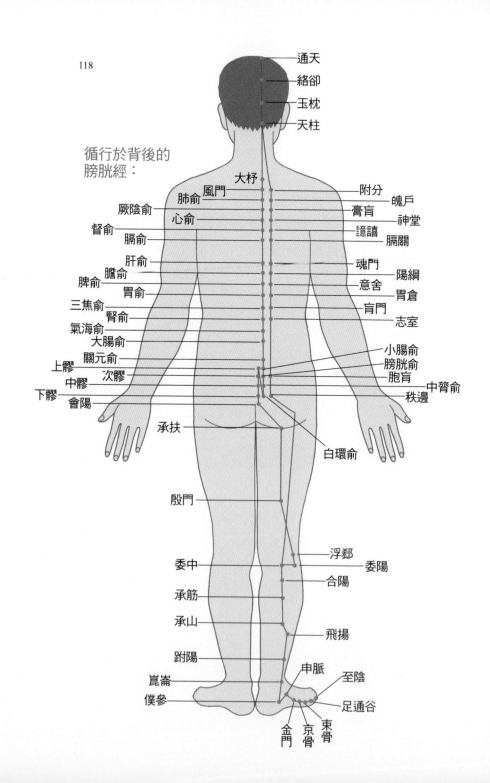

循行於背後的
膀胱經：

通天
絡卻
玉枕
天柱

大杼
風門
肺俞
厥陰俞
心俞
督俞
膈俞
肝俞
膽俞
脾俞
胃俞
三焦俞
腎俞
氣海俞
大腸俞
關元俞
上髎
次髎
中髎
下髎
會陽

附分
魄戶
膏肓
神堂
譩譆
膈關
魂門
陽綱
意舍
胃倉
肓門
志室

小腸俞
膀胱俞
胞肓
中膂俞
秩邊

承扶

白環俞

殷門

委中

承筋

承山

跗陽

崑崙
僕參

浮郄
委陽
合陽

飛揚

申脈
至陰

足通谷
束骨
京骨
金門

循行於顏面、頭頂的膀胱經：

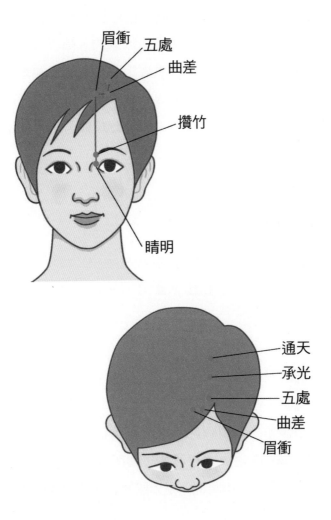

在《黃帝內經・素問》的「陰陽應象大論」篇中，談到古人對穴位的命名，是「氣穴所發，各有處名」，意思是說這些穴名並非憑空想像來的，都有著背後隱喻的深意，細讀之下，會發現上察天文、下觀地理、中通人事、遠取諸物、近取人身。為了方便讀者朋友們記憶書中所提到的穴位，我藉此順便告訴大家這些穴位的「其名有自」。

「睛明」穴

穴位在眼睛內眥上方眶裡，
下針有明目之效，故名「睛明」。

膀胱經起於睛明穴，又名「淚空」，主治眼睛腫痛、見風流淚、看不清楚等眼科疾病。

中醫學認為眼睛之所以能視萬物、辨五色，主要依賴五臟六腑之氣上行灌輸，睛明穴為膀胱經的起始穴，又為手太陽小腸經、足太陽膀胱經、足陽明胃經、

陰蹻脈、陽蹻脈，五經之會，是五臟六腑精華的反射，氣血充盛之處。因為目內皆屬火，眼疾多為火熱之症，針瀉睛明而諸經之火瀉，所以能有明目的功能。

　　若用神經學的角度來解釋，睛明穴既然為五經之會，意味著睛明穴，具有與小腸、膀胱、胃等內臟神經相關聯，而睛明穴可能是透過迷走神經（迷走神經是腦神經中分布最廣的神經，支配著循環、消化、呼吸三系統功能；又稱為第十對腦神經），而可以對治這六腑中與小腸、膀胱、胃相關的病症。奇經八脈的陰蹻脈、陽蹻脈，主病嗜睡或失眠，針刺睛明穴能對睡眠品質有所改善，則顯示出睛明穴與腦神經衰弱，或部分自律神經失調病症有關聯性。

　　因此，表面是主治局部眼科疾病的睛明穴，透過經絡循行、相交會的五條經絡及其所主相關的病症，我針刺睛明時會參酌針灸基礎理論，透過神經學及自律神經支配系統，衍生出針刺非古籍曾記載的病症，這當然可視為發展針灸中西醫整合療法的一種方法及結果，也可視為我用不同角度詮釋先賢用針取穴精微、神妙之處。

　　針灸基本上，所有辨證屬於虛寒證型者，取背面屬陽的穴位，較取正面屬陰的穴道有效；所以位於人身正面的睛明穴，對於實熱症的療效較虛寒症有效。從「頭為諸陽之會」的角度辨證時，膀胱經在頭部經氣循行的穴位從睛明、攢竹、眉衝、曲差、五處、承光、通天、絡卻、天柱，除位於督脈「百會穴」旁的「通天穴」外，所有頭部穴位都可治眼睛痛、目視不明等眼睛的實熱之症。

「攢竹」穴

攢竹穴在眉頭，意指眉頭的眉毛生長有如竹叢聚集般，攢竹的重要性可從別名「始光」說起，陽氣在每日平旦（清晨破曉時分）聚於此；表示攢竹穴可以讓眼睛如天破曉般，再見光明。

　　《黃帝內經‧素問》的「金匱真言論」指出，平旦至日中是天之陽，是陽中之陽也。攢竹既然這麼重要，

治療的範圍會超過睛明穴主治的局部眼睛病症。比較
特別的是在《銅人腧穴針灸圖經》、《針灸大成》中皆
提到針下攢竹，可治療眼皮跳動這個症狀。

眼皮反射性痙攣跳動

眼皮跳動由多種因素引起，包括熬夜過勞、壓力
過大、有近視、遠視、散光等屈光不正的問題，以及
乾眼症，被認為是引發眼皮跳的誘因；倒睫毛、結膜
炎、角膜炎等也可能導致眼皮反射性痙攣跳動。

以人體解剖學來看，負責眼皮開閉的肌肉有兩條，
一條是「眼輪匝肌」，環繞著眼睛，當收縮時，眼睛就
會閉上，這條肌肉由顏面神經第七對腦神經支配。另
一條肌肉是醫學美容常手術，令人外觀年輕、有精神、
大眼的「提上眼瞼肌」，它的功能是當收縮時眼睛就會
睜開，這條肌肉受第三對腦神經支配。

我們的腦神經，從腦發出左右成對，共有 12 對，
依序為嗅神經、視神經、動眼神經、滑車神經、三叉
神經、外展神經、顏面神經、聽神經、舌咽神經、迷
走神經、副神經和舌下神經。而眼皮的開閉，是由腦

神經在不經過意識、思考情形下，在眼皮開閉間接受
到光、看到物體、眼睛表面的濕潤等需求下，自主性
的指揮、調控眼輪匝肌與提上眼瞼肌的收縮及放鬆，
來完成人體所欲達成的各種生理目標。

　　　　　　　　閉眼的眼輪匝肌，對外來突發的刺激可做
出保護性閉眼反應外，在閉合過程中對角膜也可產生
潤滑的效果，對保護眼球是很重要的肌肉，可是一旦
支配眼輪匝肌的顏面神經受外來刺激，使眼輪匝肌產
生反覆的收縮，就會明顯感覺眼皮不由自主地跳動，
這就是眼皮跳發生的主因。

　　顏面神經在整個解剖傳導途徑上任何部位受到刺
激，均可導致眼皮的跳動，而刺激的解剖位置不同，
眼皮跳動的部位、跳動的範圍及程度也有所不同。如
果刺激僅局限於支配眼輪匝肌的神經末梢，也就是眼
皮附近，那麼所表現出來的症狀，就是上眼皮或下眼
皮跳。如果受刺激部位在腦內顏面神經的主幹部位，

跳動範圍甚至會波及整個上下眼皮。

　　我的臨床經驗，攢竹單穴確實一如古籍所載，對刺激僅局限支配眼輪匝肌神經末梢的上眼皮跳動，有不錯的療效。一直收縮閉眼的上或下眼皮，其實也間接刺激回傳，影響到開眼的第三對腦神經（動眼神經），我因此將古籍所述運用於臨床外，並連結到神經解剖學，說明了攢竹穴具有對顏面神經過激的抑制回饋功能。

改善心室性的心搏過速

　　近代醫學研究也顯示，針刺攢竹穴，可能是透過刺激眶上神經反射性地引起迷走神經的興奮，結果表現出可能心臟起搏點興奮性因此降低，改善了心室性的心搏過速症狀。由此研究，顯示古籍雖未載明針攢竹有治療心悸的功能，但透過針刺攢竹來調控迷走神經，並進而治療迷走神經興奮時的心悸症狀，是很合理的推論。

　　臨床上，當我考慮到身心症、不孕症，或乳癌等因容易緊張，而抱怨心悸的婦女病患，在選穴時，攢

竹穴常是首選的配穴。而在針心悸症狀時，運用到攢竹，是考量迷走神經的神經生理學所發展出來的療法，只是治療工具是針刺攢竹。

這種中西醫整合的療法，不會針灸的西醫師當然不會理解，即便運用針刺療法多年的中醫師，也不一定會在身心症，或易緊張而心悸婦女的病症上選用攢竹穴。總之，結合古籍及現代醫學的研究，我逐漸勾勒出攢竹穴在腦神經、自律神經系統的治療價值，及其可能對第七對(面神經)、第十對(迷走神經)腦神經，及部分第三對（動眼神經）的機轉。

中醫學認為眼睛因為經絡的貫通，而和內在臟腑有著密切的關聯，《靈樞‧大惑論》指出：「五臟六腑之精氣，皆上注於目，而為之精。」《靈樞‧邪氣臟腑病形》則說：「十二經脈，三百六十五絡；其血氣皆上於面而走空竅。其精陽氣上走於目而為睛。」《素問‧五臟生成篇》也提到：「諸脈者屬於目。」這些典籍字裡行間，在在指出眼睛與自律神經系統的高度關聯性。

晴明、攢竹，都能治療眼睛相關的疾病，也意味著這兩個穴道與自律神經系統調控的高度相關。若再仔細分析古籍論述，膀胱經在頭部的系列穴道，除晴明與五處外，也同時能治療鼻塞、鼻出血、不聞香臭、流鼻水等鼻子相關的疾病。

鼻子是嗅覺之所在，所以針取這些穴道，是我調控這兩個感覺器官副交感神經系統的主要目的，至於「絡卻」穴的選取，則是因為這穴道是唯一牽涉到視覺、嗅覺、聽覺，三類感覺器官在膀胱經的頭部穴點。

「絲竹空」穴

絲竹空穴在眉梢凹陷處，絲竹意指眉梢如細竹般，「空」指的是凹陷處。

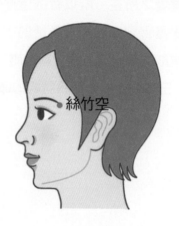

絲竹空

　　手少陽三焦經，是次於膀胱經，我常選穴作為對治眼睛症狀的經絡，相對於攢竹位於眉毛內側頭，絲竹空位於眉毛外側尾端處，主治眼疾的實熱症，兩穴的作用極為相似，我常用來調治副交感第三對腦神經（動眼神經）的穴位。

　　由於絲竹空穴位所在有眼輪匝肌、顏面神經顴眶支及耳廓神經分支，因此有多於攢竹穴，對第九對腦神經（舌咽腦神經）有回饋調控的作用。

「瞳子髎」穴

瞳是指瞳孔，髎指的是骨頭邊的縫隙，這穴位便是在眼角外的骨邊的縫隙。

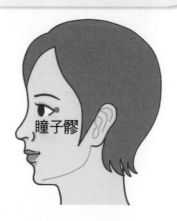

瞳子髎

　　比攢竹及絲竹空更接近眼眶骨緣，膽經的瞳子髎位在眼角方向的骨緣；而足陽明胃經起始穴承泣，則在眼眶六點鐘的骨緣。

「承泣」穴

承泣在下眼眶正中間，像在承接哭泣的淚水，故名為承泣。

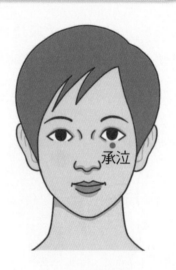

承泣

　　我針刺這些以上所提的穴位目的在調控副交感神經，因此除了視覺及眼睛病症被直接治癒外，自律神經失調的病症也都同時一併處理了。

　　手少陽三焦經循行到耳尖上端的角孫，及位於胸

鎖乳突肌上端後緣的天牖穴，皆有對治調控視覺、聽覺兩種感覺器官的特性，而手少陽三焦經在頭部的其他穴道如翳風、瘈脈、顱息、耳門、耳和髎，則都僅聚焦於聽覺的調控為主。

手少陽三焦經循行頸部的位置

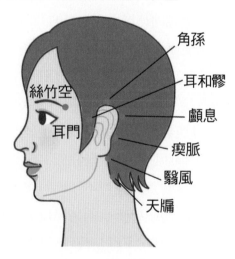

任何一條經絡，依循行部位不同，能產生對不同感覺器官的反應，在臨床上我充分運用這樣的特性，選取在西醫神經解剖學位置相近，卻歸屬於不同經絡的穴道，協同加強反饋我想刺激的副交感神經。

眼睛四周的肌肉群

視覺是人類生存非常倚重的一個感覺，七成或以上外界的資料或訊息，是透過眼睛所看到的情境、景象直接引發了想法及心理的變化，當然，呼吸、心跳、內分泌也跟著自律神經系統同步不斷在校正；因此可知視覺的影響，其實也同時影響到全身的調控。

第三對腦神經動眼神經，是直接調控眼睛的轉動，使用的肌肉包括下直肌、下斜肌、內直肌、上直肌；縮小瞳孔是由瞳孔括約肌負責；看近物由睫狀肌收縮；睜眼是由提上眼瞼肌負責；構成眼皮的主要肌肉，是圍繞眼睛外周的眼輪匝肌。這些是我們平日閉眼睛非常重要的肌肉，也是當我們碰到不預期的聲音或是強光時，會立刻刺激誘發眼輪匝肌的防禦反射，趕快閉上眼睛的動作以保護眼球，又稱為瞬目反射。

這些與視覺相關的眼皮、肌肉，都富含著交感及副交感神經，基於這個神經解剖的理由，我臨床上常用針刺眼皮及眼輪匝肌，來治療自律神經失調的相關症狀。這是一開始我治療自律神經失調針尖會針刺到

眼輪匝肌的理由。正常的眨眼過程，是靠閉瞼肌、環行眼輪匝肌、皺眉肌和降眉間肌；睜開眼，則是靠開瞼肌、提上瞼肌和額肌，一起協同作用的結果。

眼睛周圍的肌肉：

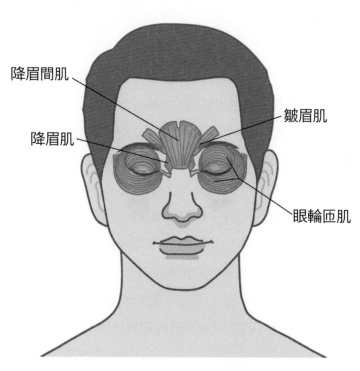

降眉間肌

皺眉肌

降眉肌

眼輪匝肌

　　有些自律神經失調的病患，會有眼皮不斷抽動的眼瞼痙攣症狀，根據過去有些神經科專家觀察，發現長期的精神壓力可以觸發或加重眼瞼痙攣，認為這種閉瞼和開瞼的協同功能失調，可能由精神因素引起，更支持了我針刺眼輪匝肌來治療自律神經失調的做法。

　　臨床上我採用眼眶周圍按壓，找眼輪匝肌會痠痛處針刺，發現大幅提升我原本傳統針刺療法選穴的療效，可惜的是，這些富含著交感及副交感神經與視覺相關的眼皮及肌肉，除了用按壓眼輪匝肌會酸痛處針刺的方法外，這些神經分布太細微、太複雜了，尤其是收集到的視覺影像，經過了視神經、動眼神經、三叉神經、滑車神經、外展神經等腦神經，在大腦中如何分析，又是如何命令交感或是副交感去執行呼吸、心跳、血流、內分泌、肌肉、動作的調整及彼此分配的比例，神經解剖學目前的研究並無法進一步的提供。

眼眶骨周圍的穴位：

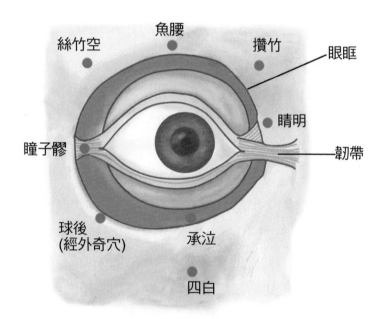

　　因此針刺上眼眶、下眼眶及眼眶側面，到底能回饋反應到哪一部分的交感或副交感神經，進一步治療到自律神經失調的特定症狀，並沒有辦法像睛明、承泣這兩穴位，有累積千百年的古籍記載可供參考。所以我在針刺眼皮及眼輪匝肌，治療到自律神經失調的

特定症狀時，仍然依循經絡學說，作為選擇治療部位的方向。

　　在十二經脈中，除了手厥陰心包經、足少陰腎經、足太陰脾經、手太陰肺經循行間接與眼睛發生聯繫外，自律神經失調的症狀，如果在膀胱經、胃經、膽經、三焦經、小腸經、大腸經、肝經、心經等循行經過的部位，則作為選擇治療的依據，效果是顯而易見的。

　　常常一些疑難怪病的眼疾在針灸治療後，達到意想不到的結果，但是針刺眼睛的部位，非常容易發生眼皮微細血管破裂出血，雖然這一些出血都會在 3-5 天後逐漸淡化消失，完全不影響到眼睛的視力，但是這期間病患的眼睛四周瘀血烏青，影響到工作或外出外貌的美觀，因此我僅在病症必要時，才採取針刺眼皮及眼輪匝肌的做法。

　　未來針刺上眼眶、下眼眶及眼眶側面，到底能回饋反應到哪一部分的交感或副交感神經，仍需做更多的研究，我大膽的斷言，眼針未來，將是調治自律神經失調的一重要介入方法。既然針刺眼皮及眼輪匝肌，非常容易發生眼皮的微細血管破裂出血，於是我發展

出病患自己掐捏眼皮的功法：

　　　　病患用食指及拇指掐、捏、揉上、下眼皮，等於是按摩眼皮及眼輪匝肌，也是可以產生一定程度的刺激自律神經的效果。

　　這個做法除了減少或者替代針刺後，有部分病患的眼睛四周容易瘀血烏青的理由外，想法主要來自於小時候，由於我個人體質的關係，每天到了大約晚上八點就非常愛睏，等於是吃完晚飯後，不到一個多小時的唸書時間，就已經眼皮沉重，讀書也不知所云了，家中焦慮的長輩或學校的師長，於是趁我不注意的時候，狠狠的掐、捏上眼皮眼瞼，痛得連眼淚都流出來，不過呢，精神為之一振，睡神跑掉了，又可以回神再唸一段時間的書。

　　很顯然掐、捏眼皮，可以提振交感神經讓精神一振，而且刺激副交感神經的淚腺分泌，所以對於有乾眼症及精神不振現象的自律神經失調的病患，我鼓勵

常常做掐、捏、揉眼皮的運動，即使是沒有到乾眼或眼睛紅的不舒服症狀時，也可以在工作或看電腦一段時候後，多做此功課以作為保養和消除疲勞。

打呵欠，可刺激副交感神經、分泌淚水

有研究顯示，打呵欠頻率增加時，意味著大腦的使用已超過負荷，或人已經承受過多的壓力、處於焦慮的狀態，而有一些學者發現，打呵欠可以讓過熱的大腦冷卻下來，打呵欠有保護、維修大腦的功能。在《改變大腦的靈性力量：神經學者的科學實證大發現》一書中，指出：

呵欠為一個強化神經的利器，而且有效的應用在降低演出的焦慮，及減緩喉嚨緊張，有數十年的歷史。書中並且建議一天盡量多打幾次呵欠，醒來時、睡覺前、覺得疲倦時、遇到困難時、感到焦慮、緊張時、考試前、重要談話前，隨時都可以打幾次呵欠，有利於體力的恢復，事情的轉圜等，從自律神經調控的角度來看，打呵欠後常伴隨著眼睛的濕潤，這意味著打呵欠有刺激副交感神經並分泌淚水的功效，我覺

得書上這個建議滿有趣，而且合理。

　　不過，又不愛睏時怎麼打呵欠呢？這是需要一點技巧的，首先回想我在前文所提到的「呼吸功法」，一開始緩緩地吸氣，感覺到清涼的空氣逐漸的充滿整個鼻腔，跟著張開嘴巴，再張得更大，於是呼吸的型態改變了，自始至終空氣都是經由鼻子吸進身體內部，而這個模擬打呵欠的動作，空氣將經由鼻子及口腔吸進身體內部，將吸進更大量的空氣，胸廓會擴張得更大，呼吸的換氣量更大。

　　所以身體及大腦，都比較容易短時間快速的排掉體內代謝產生的二氧化碳廢氣，取代補充能量的氧氣，有趣的是，往往一開始做模擬打呵欠的動作，接著很快就能夠促發身體真正的打呵欠，而且會很快渲染到同一個房間裡面的其他人，大家接連著開始打呵欠，頓時使得房間的氣氛緩和下來，看來打呵欠還可以誘發調節他人的自律神經呢！

總被聲音驚嚇騷擾的
耳針療法

　　我們的耳朵，是由中耳、內耳、外耳三部分組成，共同完成聽覺及平衡的功能。外耳主要是收集聲音的器官，中耳則負責將聲音傳到內耳，至於內耳，則是負責將聲音轉化為神經衝動傳到大腦內，提供大腦有意識的部分分析判斷以及決策。除了聲音外，內耳同時也收集感受平衡的改變，提供給大腦的自律神經系統，做呼吸、心跳、肌肉收縮、血液循環等各系統之統合、協調以因應。

　　所以耳是與第八對聽神經密切相關的感覺器官，除了視覺以外，聽覺是我們自律神經系統，收集資訊最重要的來源了。不同於視覺將光波轉化為神經衝動，聽覺是將聲波轉化為神經衝動，這些神經衝動傳導到大腦的自律神經系統做分析，交感神經以及副交感神

經再將分析後的命令，透過神經傳導到各個呼吸、心跳、循環系統。

這中間的神經衝動都是正、負電位的改變，從中醫的氣血基礎理論來分類，不同於口水、眼淚、血液這些有形的物質屬於「血」的範圍，神經衝動為屬於「氣」的中醫生理行為。從西醫的生理學來看，每一次神經衝動的電位改變就是耗費一次能量，從中醫的生理學來看，每一次氣的反應，就是消耗一些人體的元氣。

如果自律神經失調的病患，看由許多小光點所組成影像、色彩光鮮的螢幕，不論是電視、電腦、3C產品，強光直接刺激視網膜，或是這些小光點由於動態的關係，不斷快速的變化，眼睛及控制眼睛轉動的肌肉不斷跟著收縮，是非常消耗原本就不足的「氣」，而使人變得更為虛弱。

同樣的道理，每一次的聲音被接收，人體就會消

耗一些能量去分析、處理，並加以反應。我分析自律神經失調病患的氣，是氣結、氣亂、氣陷、氣弱！有的自律神經失調病患，甚至無意間聽到關抽屜或關門聲，就被嚇了一大跳，非常容易受到驚嚇。

對於稍微高頻的聲音，也往往非常無法忍受，這些其實不是個人的聽覺比較敏感那麼單純的問題，而是需要治療或是可以治療的「氣陷」病症。因此自律神經失調病患不適合再浪費身體寶貴的能量，應該要避免看到不好的影像，避免聽到不好的聲音。自律神經失調的病患若沉迷於打電動玩具來紓壓、高頻率的盯著手機螢幕或滑手機與社群聊天，其實是非常不智的舉動。

聽覺、視覺的反饋療法

自律神經失調病患最能夠掌握的，就是說好話、唱唱歌，因為說好話可以讓自己聽到好的話，對於聽覺神經衝動來說，會帶往大腦的快樂中樞；而唱歌則不僅可以讓自己聽到好的聲音，眼睛會看到歌譜和歌詞，腦袋中會勾畫出歌詞內容的情境，這些都是非常

好的我用來對治自律神經失調的聽覺、視覺反饋療法。

　　中醫的診斷學很早就發現耳與臟腑的生理、病理
有著密切的聯繫，中醫古籍《靈樞・五閱五使》記載：
「耳者，腎之官也」，《靈樞・脈度》記載：「腎氣通於
耳，腎和則耳能聞五音矣」，《證治準繩》中也提及說：
「腎為耳竅之主、心為耳竅之客」，說明了耳朵與先天
的腎的相關性；在《雜病源流犀燭》中說：「肺主氣，
一身之氣貫於耳」也說明了耳朵與肺系統的相關性。
並根據這些理論，《釐正按摩要術》指出「耳珠屬腎，
耳輪屬脾，耳上輪屬心，耳皮肉屬肺，耳背玉樓屬肝」
的生理聯繫。運用這些觀察耳朵的形態、色澤等改變，
可「視其外應，以知其內臟」的治療原則，而後世逐
漸地發展出耳針的療法。

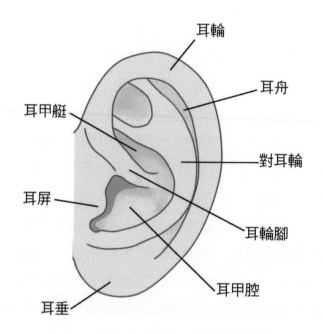

耳輪

耳舟

耳甲艇

對耳輪

耳屏

耳輪腳

耳甲腔

耳垂

　　我們外觀看得到的耳廓，就是所謂的外耳，耳廓
的神經分佈極為豐富，其中脊神經有來自頸叢的耳大
神經和枕小神經，腦神經有來自三叉神經分支的耳顳
神經、顏面神經耳支、迷走神經分支、舌咽神經分支
合成的耳支，及來自頸動脈叢的交感神經。

　　因此在我看，針刺耳朵就是一個絕佳回饋自律神
經系統的療法，但是要如何取穴呢？在胚胎的時候是

由6塊間質小丘所融合形成的，由於這個過程很複雜，耳大神經、枕小神經、三叉神經、顏面神經、迷走神經和舌咽神經等神經的交叉重疊非常複雜，並不太容易單純由神經解剖分佈位置，來標註反饋自律神經系統的穴位。因此我仍延續傳統耳穴學說的選穴原則：

耳穴在耳廓上的分佈有一定的規律，一般與頭、面部相應的耳穴多分佈在耳垂和對耳屏；與上肢相應的耳穴多分佈在耳舟；與軀體和下肢相應的耳穴，多分佈在對耳輪體部和對耳輪上下腳；與腹腔臟器相應的耳穴多分佈在耳甲艇；與胸腔臟器相應的耳穴多分佈在耳甲腔；與消化道相應的耳穴，多分佈在耳輪腳周圍；與耳鼻咽喉相應的耳穴多分佈在耳屏四周。

其實要找耳朵穴道的位置並不難，因為人體有病時，往往會在耳廓上的一定部位出現各種陽性反應，如皮膚色澤、形態的改變；另外就是用類似筷子尖端的鈍器，例如金屬棒或牛角棒，在耳廓上施予一定的壓力，探測特別敏感和感覺疼痛的部位，就是應該選取的穴道；這就是耳廓上耳穴部位的陽性反應。

對於沒有中醫背景的自律神經病患而言，壓痛法

是一個診斷毛病出在哪裡很好的依據，對中醫師而言，
也是治療自律神經失調各系統病症的一個刺激點。因此
自律神經失調的病患都可以在家中自行探查陽性反應點
並加以刺激，即可緩解或改善一部分不舒服的症狀。

　　1950 年，法國醫學博士 Paul Nogier 從中醫學的理
論中，提出「耳廓形如胚胎倒影」，將人體的五臟六腑
四肢與耳朵的部位相對應，因此也讓耳穴的治病得到
更精確的認定。

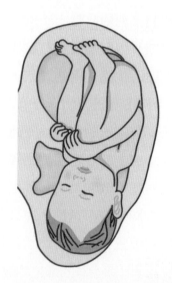

　　在《靈樞 ‧ 口問篇》說到：「耳者，宗脈之所聚」，

意思是循行耳朵周圍的經絡包括手太陽小腸經、足太陽膀胱經；手陽明大腸經、足陽明胃經；手少陽三焦經、足少陽膽經；而手足的六條陰經，則由具有表裡關係的陽經，在耳朵四周經脈之氣相通。

行經頭側、耳朵周圍的經絡：

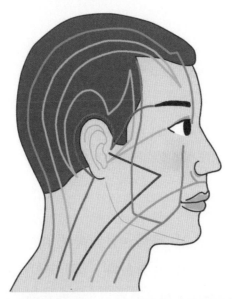

—— 足太陽膀胱經	—— 手太陽小腸經
—— 手少陽三焦經	—— 手陽明大腸經
—— 足少陽膽經	—— 足陽明胃經

　　至於我的自律神經耳針療法，會根據自律神經失調病患最不舒服的患病系統，有可能是心悸，或是胃痛、胃悶、胃不舒服，或是睡眠障礙，選取相應耳穴，如胃的病症取胃穴、皮質下、交感穴等、眼睛乾澀取眼穴，睡眠障礙取神門穴等。我往往還會搭配病人的中醫的證型選取五輸穴或是膀胱經的穴道，以加強療效。

　　整體而言，在自律神經失調的病患中，耳神門穴由於既有鎮靜安神、又有止痛等的效果，幾乎是被採用頻率最高的穴道，有些比較輕的睡眠障礙的病患，針完耳神門穴後，當天就可以睡了，其穩定的效果遠超過含有副作用的鎮靜安眠藥！

埋針法

　　臨床應用上，毫針法是我最常用的耳針刺激法，做法就是用 5 分的小針針刺，留針時間視病情的需要15-30 分鐘不等，為了要增強及延續治療的效果，我也常採用埋針法。所謂的埋針，就是將極小的針埋在耳穴內，作為一種微弱而持久的刺激。對於很多第一次

接受針灸的自律神經失調病患而言，聽到要埋針都極為恐懼，其實只要接受了第一次的治療以後，因為可以延續一次的治療 3-7 天，因此對於大部分的自律神經失調病患，一個禮拜就只要接受針灸療法一至兩次，即可以將不舒服的病情掌握得很好，而不用天天跑來接受針刺療法；這就是耳針療法，在整個自律神經失調療程中，非常重要的角色。

既然是埋了一根小針在耳穴上，就要特別注意發炎的問題，有些人抱怨睡覺的時候會壓迫到疼痛，也有些人會感覺到針刺的部分持續疼痛，當有這些情形發生時，為了安全起見，就應立刻將埋的小針取出，取出的方法其實很簡單，因為埋的小針都會黏在一個膠帶上，只要將膠帶撕下，小針也就跟著被取出。

對於害怕接受針灸的自律神經失調病患，在耳廓不同部位用手進行按摩、提捏、點掐，也是在家一個很好的自力救濟保養療法，做法包括：

- 用兩手掌心按摩耳廓腹背兩側至耳廓充血發熱為止。
- 以拇、食兩指沿著外耳輪上下來回按摩，至耳

輪充血發熱為止。

● 以拇、食兩指由輕到重，提捏耳垂 3-5 分鐘。

一天可做多次，尤其是睡前，對於不安穩的睡眠，能有很大的幫助。

從「氣弱」到「氣陷」

「胸鎖乳突肌」位於脖子的兩側，如果因為這條肌肉疲勞、緊繃時，常表現出在前額、側頭、後腦等它處的疼痛。

紅色區為病人自覺疼痛之處，是「胸鎖乳突肌」兩條肌肉疲勞、緊繃時分別顯現的激痛點：

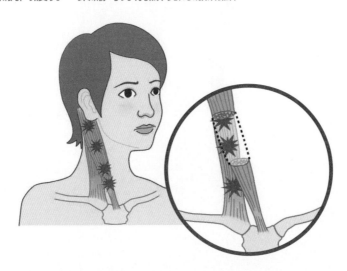

　　胸鎖乳突肌起始於胸骨及鎖骨內三分之一的兩塊重疊在一起的肌肉，並終止於耳後突起的顱骨（乳突），主要負責將頭轉向對側及後仰的動作。大部分病人不會察覺到這部位肌肉有僵硬、痠痛等臨床症狀，因此胸鎖乳突肌常成為一條被忽略的肌肉。

　　胸鎖乳突肌：

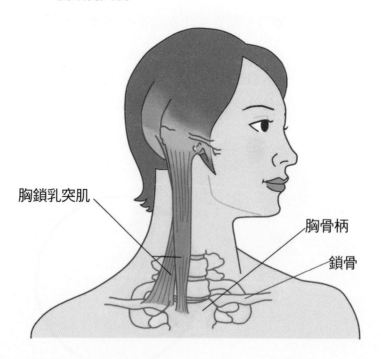

胸鎖乳突肌

胸骨柄

鎖骨

　　但對我而言，只要「胸鎖乳突肌」肌肉是疲勞、緊繃的，那麼它必然會有壓痛；基於這個道理，它成為我兼具簡易診斷及治療的一條很重要的肌肉。

　　在門診診療時，我只要輕捏「胸鎖乳突肌」，而病患反應出倒退、抽身、不預期的疼痛時，就可輕易診斷病患為已一段時間累積「氣弱」的體質。如果詢問起來，病患平日容易有胸悶、吸不到氣的症狀，可知此病患已嚴重到「氣陷」的階段了，且可直言，他的肩頸僵硬、痠痛，久治難癒，這個準確無比的簡易診斷與臨床的仔細觀察，對病情發展有很大的關係。

　　頭佔全身體重的十分之一，而僅靠連結頸椎和身體相關的肌肉，各自不斷的收縮或放鬆的校正頸椎的角度，使頭能因應所需的轉動及在正確的位置上。這對一位平日伏案埋首工作的上班族，不論身分是白領、電腦操作員、會計、櫃檯服務員……缺乏運動的人、或家庭主婦，頸肩肌肉因為長期調節收縮而疲乏，而產生僵硬痠痛症狀，是必然的結果。

將頭部抬起的「斜方肌」

　　首當其衝的是，將頭部抬起的「斜方肌」，但大部分人表現的是「上斜方肌」的頸肩僵硬痠痛，及「中斜方肌」的膏肓痛。由於斜方肌同時有使雙肩抬起及穩定的功能，因此當斜方肌疲乏無力時，為了繼續將頭能抬起挺住，斜方肌就經常性的收縮將雙肩抬起，而表現出不由自主的聳肩現象。

背後的斜方肌：

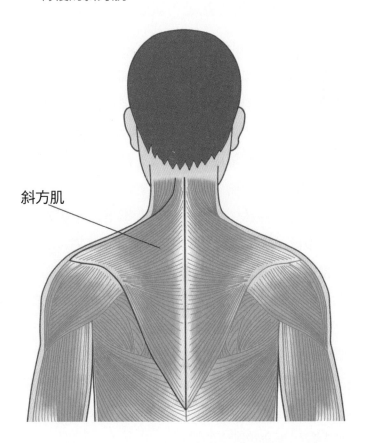

斜方肌

聳肩在中醫辨證就是「氣虛」、「氣弱」

　　而聳肩在中醫的辨證中就是「氣虛」、「氣弱」了，嚴重時就如氣喘吸不到氣的張口抬肩；試圖用雙肩抬起來增加胸廓的吸氣量。引起肩頸僵硬痠痛的原因，除了長時間盯著電腦看的姿勢外，鼻塞、下鼻甲肥厚、呼吸終止症、睡眠障礙及壓力等，都是現代人常見的導因，當這些導致肩頸僵硬痠痛的源頭，未得到對症下藥、或正確療法、或改變作息情形下，大多數病患僅尋求復健、吃止痛藥，其實是沒真正治癒過。

　　當斜方肌疲乏無力難將頭抬起、挺住時，具有將頭向後仰動作的胸鎖乳突肌，必須收縮以協助快要抬不住頭的斜方肌，於是胸鎖乳突肌在額外工作下，呈現肌肉的經常性緊張、收縮。我為此發展出以輕捏「胸鎖乳突肌」，就可輕易診斷病患肩頸肌肉是否僵硬痠痛，以及其是否已累積很久了的診斷方法，常令病患感到中醫如算命般神奇的診斷。

針刺「斜方肌」及「胸鎖乳突肌」

從「斜方肌」及「胸鎖乳突肌」這兩塊肌肉來治療肩頸僵硬痠痛，我個人認為與調控自律神經系統有非常重要的關係。一來，這兩塊肌肉肩頸僵硬痠痛，容易導致 4-5，5-6 頸椎段向後方突出滑脫或椎體骨刺，都可壓迫椎動脈或刺激椎動脈周圍的交感神經叢，使椎動脈痙攣，而產生頭痛，眩暈和視覺障礙等自律神經失調臨床症狀。

許多身心症的病患，都抱怨肩頸如有千斤重擔壓者、頭轉動不靈活、頭痛、腦袋昏昏沉沉、精神不濟、膏肓痛、眩暈等與這兩塊肌肉緊繃有關的症狀。從神經學分析這兩塊肌肉的運動，是第11對腦神經（副神經）的脊髓根（Spinal root）所支配，而副神經其顱內根（Cranial root）與迷走神經的結節狀神經吻合，向喉下神經輸入運動纖維，支配咽喉肌。

因此我運用針刺「斜方肌」及「胸鎖乳突肌」及咽喉肌群的神經解剖的分布位置，及近三十年逐步發展成熟的肌肉激痛點，來調控迷走神經，結合穴道主

治相關對應於交感、副交感神經所調控症狀的古籍記載，作為我選穴的原則，這一套療法是圍繞著自律神經系統的解剖、功能為核心所發展出來的中西醫整合針灸療法。

「胸鎖乳突肌」針刺療法兼具調節自律神經及排毒

先從針刺「胸鎖乳突肌」這塊肌肉開始談起：

手少陽三焦經循行經過「胸鎖乳突肌」而常被選用的分別為位於胸鎖乳突肌上端後緣的「天牖」，及位於胸鎖乳突肌上端前緣的「翳風」兩個穴道。

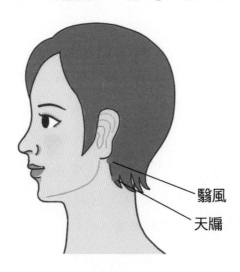

翳風
天牖

　　這兩穴道由於位於「胸鎖乳突肌」與顳骨相接連的特殊位置，而具有直接緩解「胸鎖乳突肌」疲勞、緊繃時的前額、側頭、後腦等處之疼痛外，天牖穴尤其可治「項強不得回顧」的恢復；以白話文來說是恢復「胸鎖乳突肌」轉動頭的功能。

「翳風」穴

翳，是遮蔽的意思，風指的是風邪，因穴位在耳垂之後，是可以遮蔽風邪的。

　　翳風穴位所在，神經分布有耳大神經及面神經，因此主治多與聽覺及口眼歪斜等面部肌肉疾病為主。

「天牖」穴

以穴名來說，「天」字通常是指穴位在上，牖指的是窗戶，因為天牖穴能開上竅，故寓意為天窗。

　　肝開竅在五官的眼，腎開竅在耳，肺開竅在鼻，所以眼、耳、鼻諸竅，是肝、腎、肺在頭部的窗戶，因此我也常選天牖穴，來調控視、嗅、聽的感覺器官，以校正失衡的自律神經系統。

　　天牖穴所在位置，神經分布有枕小神經、副神經及頸神經，可能因此可放鬆壓力大而產生的頭皮筋膜緊繃或反饋調控副交感神經，進而也有改善夜裡多夢、淺眠的睡眠障礙。我常選針天牖穴的另一時機，為病患抱怨自己超容易受驚嚇，有時連有人用力關個門或抽屜都會被嚇到，或很容易莫名其妙就一直緊張起來，針天牖穴可顯著降低那些不適感。

　　「天牖」和「翳風」兩個穴道都有強化淋巴系統免疫力的功能，顯示與副交感神經系統的修復能力的關聯性，我臨床選針翳風為針對頸部的淋巴發炎、結節，選天牖穴則範圍擴及頸、鎖骨、前胸及乳房的淋巴循流，因此天牖穴是我對於婦女病症、經前症候群、乳房腫脹、高泌乳激素症、乳房纖維囊腫、

乳癌病患除乳房針刺外，常選用的搭配穴（在我上一本書《中西醫併治‧夾擊乳癌》中，有主張針刺乳房原理的完整論述）。

天容穴

天容的「容」字，指的是隆盛之意，因天容穴是小腸經經氣隆盛之處。天容位於胸鎖乳突肌前緣上三分之一處，翳風穴下方。

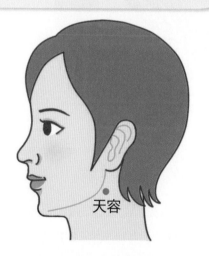

天容

天容穴除了同是乳房病症常用的搭配穴外，對身心症病患有較明顯胸悶、吸不到氣、需時時深吸一口氣才覺得舒服的人，我也常選用天容來作為搭配穴。

人迎穴

因為穴在人迎脈旁邊，故名人迎。

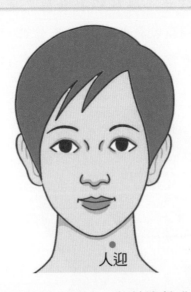

人迎

　　足陽明胃經的人迎穴，位於胸鎖乳突肌前緣下三分之一、平喉結位置，由於穴位下有交感神經幹、舌下神經及迷走神經的分支，在身心症病患有胸悶、吸不到氣又合併有心悸、腸胃機能問題者，為優先於天容的選用穴。

天鼎穴

如果把頭當作「鼎」來看，穴在耳垂之下的天鼎，宛如撐著鼎的鼎腳。

扶突穴

突，指的是喉結，扶突穴就在喉結旁。

　　手陽明大腸經循行經過「胸鎖乳突肌」，而常被選用的分別為位於胸鎖乳突肌胸骨，及鎖骨頭兩塊分支交叉處正下方的「天鼎穴」，及位於胸骨頭及鎖骨頭兩塊相疊之高處的「扶突穴」。

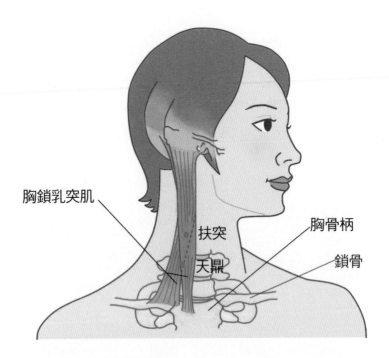

胸鎖乳突肌

扶突

天鼎

胸骨柄

鎖骨

　　天鼎穴位所在神經分布有枕小神經、副神經、耳大神經及膈神經，我常用於放鬆因壓力大而產生的頭皮筋膜緊繃，改善睡眠障礙等困擾。也常與天牖共同搭配，選用來緩解「胸鎖乳突肌」的緊繃，並對局部器官病變如感冒的喉嚨痛、聲音沙啞、氣喘、腸胃型感冒導致的食慾不振做治療。

　　天牖和扶突這兩穴道，由於位於胸鎖乳突肌兩塊

肌分支頭的分叉及融合處，具有直接緩解「胸鎖乳突肌」疲勞、緊繃時的前額、側頭、後腦等處之疼痛外，也都可以強化頸局部豐富淋巴循環的抵抗力，是我在急性感冒上呼吸道發炎階段的常選穴。一來減緩症狀、縮短感冒發炎的天數，也可降低病患需服用抗組織胺藥物的劑量，因為抗組織胺藥物會抑制副交感神經傳導物質乙醯膽鹼，減緩身體自癒修復的能力，在我寫的《感冒應該看中醫》書中有詳述。再者，也避免遺留下慢性上呼吸道感染，而成為副交感神經失衡的開端。

　　我發展出輕捏「胸鎖乳突肌」的診斷法，就可以立刻決定「胸鎖乳突肌」相關經絡穴道是否在整體療程中，列入選取針刺的主導穴或輔助搭配穴。

　　也因用這個診斷法及治療策略，達到快速緩解或治癒病患久治不癒的肩頸僵硬痠痛、前額痛、偏頭痛等難症，同時將循行「胸鎖乳突肌」的相關經絡穴道與西醫自律神經系統的維持生命功能，及神經解剖分

布位置相結合，發展出的針刺療法，緩解或治癒了病患因吸不到空氣感覺的胸悶、鬼壓床、莫名的緊張、肩背似有擔千斤重、莫名的不快樂、心悸、氣在胸腹間亂竄上衝到頭、乳房持續脹痛、乳頭出血等雜症或疑症。

　　一旦診斷出「胸鎖乳突肌」僵硬緊繃，並定出相應的治療策略固然很好，但「胸鎖乳突肌」的僵硬緊繃，是因為「斜方肌」疲勞，無力將頭抬起、挺住，才會將具有頭向後仰動作的功能，交由胸鎖乳突肌協助。「胸鎖乳突肌」在額外工作下緊張、收縮以協助快要抬不住頭的「斜方肌」，所以處理「斜方肌」僵硬緊繃的相關經絡穴道，就需要同時加入療程中，成為治療策略之一。

　　看書到此，讀者朋友發現了嗎？原來我能治好別人治不好肩頸僵硬痠痛、前額痛、偏頭痛等的招數，就是將原來復健科或其他中醫師對治「斜方肌」的療法，加上我的「胸鎖乳突肌」診斷及針刺療法就行了。

頸部的肌肉與穴位：

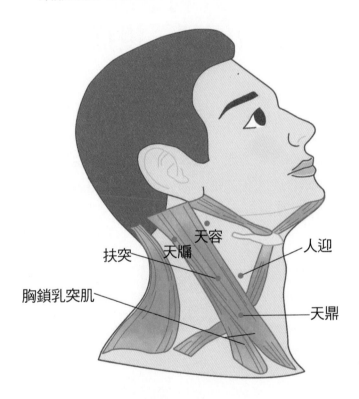

「斜方肌」針刺療法
專治頸肩僵硬、痠痛

　　左右兩塊斜方肌，是一位於背部的大塊肌肉，將脊椎、頭骨底部和肩部連接到肩胛骨和鎖骨，因為其外形如斜著的菱形覆蓋整個上背而得名。

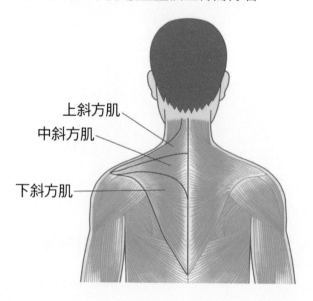

上斜方肌

中斜方肌

下斜方肌

上斜方肌

比較屬於運動型的肌肉，功能為上舉及外旋肩胛骨，協助頭部後仰、側屈及旋轉，好比我們一般蓄勢待發時、或球類比賽兩手比出防禦架式、或賽跑時準備起跑等，都運用到上斜方肌，表現出聳肩、很有精神的戰鬥姿勢。

可惜上斜方肌耐力不好，如果眼睛持續盯著電腦專心做事或持續上網，很快上斜方肌會因過度使用而僵硬、痠痛，這也是目前上班族肩背僵硬痠痛，最主要發生不舒服的肌肉。

中、下斜方肌

是比較屬於姿勢型的肌肉，多在維持肩胛骨、肩膀及脊椎相對穩定的位置。但是當一位上班族或少運動的家庭主婦，常因為久坐、習慣性的姿勢不良，長時間之後，中、下斜方肌失去維持穩定姿勢的功能，而將維持頭、肩穩定位置的工作，全也都轉嫁給上斜方肌。

結果當然是上斜方肌不斷收縮，肩胛骨也就常上提聳肩，不耐長期為維持姿勢而導致疲乏、僵硬。這現象若不改善，久了之後無論上、中、下斜方肌當然不堪負荷，由於弱化的程度不同，使上舉的肩胛骨不對稱、甚至脊椎側彎，就成了復健師、整脊師說的：「骨頭走位了。」

膀胱經經脈沿頸脊椎下行，其位置恰於斜方肌附於十二胸脊椎骨交接處，且其下即與胸腰交感神經神經節互連的「交感神經鏈」解剖位置接近。因此，針刺可以很有效率的鬆懈上斜方肌及強化中、下斜方肌的肌力，自然就改善了其可能的脊椎走位及對交感神經的壓迫了。

了解了這一連串的變化，就了解了平常表現於兩肩及上背的僵硬、痠痛，若復健僅用局部牽引、熱療，改善僵硬、緩解痠痛的時間很少超過兩天；就這麼終年來來回回的成為人滿為患復健科的常客。或者有整脊師能將病人的肩胛骨或脊椎「喬回去」，但因為穩定骨骼的肌力不夠，很少能超過一兩個禮拜，肩胛骨或脊椎又走位了。

　　對治肩頸僵硬痠痛，選穴時我會同步考量表面僵硬、痠痛的上斜方肌，因疲乏失去穩定骨骼，左右兩側已經不一致的中、下斜方肌的肌力。而我也一定要求病患回家做強化相關肌肉肌力的動作，如「八段錦」是很好的運動選擇，這就是「治病求其本」的全人整體療法，療效佳且療程又短！

若病患引發自律神經失調症狀不明顯則需針刺預防、或阻斷引發

　　斜方肌起於頭後部枕骨、第七頸椎棘突、所有胸椎棘突和相應的棘上韌帶，僵硬的壓力將使頸椎活動受限，並影響到椎動脈輸送到腦部的血流，引發交感神經症候群。

　　若是因胸椎側彎影響所分布的交感、副交感神經，進而引發自律神經失調的症狀，選穴治療都是在背部、兩肩，但上背僵硬、痠痛，也需同時列入考慮的。這樣的療法，又與只局部牽引、熱療，改善肌肉僵硬、痠痛的復健療法，非常不同，表面上治療位置似乎都在上背，但光就肌肉及自律神經失調症狀，同時多考

量了特定點針刺，就決定了不同的治療預後及成效。

　　我同時會審視病患的整體，若病患引發自律神經失調的症狀不明顯，則需針刺預防、或阻斷引發，這是有遠見且高明的治療策略——看到疾病走勢而預先防範，是中醫「上工治未病」的觀點。《黃帝內經》中明白提出：「聖人不治已病，治未病，不治已亂，治未亂。」因為病淺而易治；若病患已表現出自律神經失調的症狀，當然是晚了，是到了「病已成而後藥之，亂已成而後治之，譬猶渴而穿井，鬥而鑄錐」階段，的確較花療程的功夫。

　　　自律神經失調的治療，在選穴時應更考慮交感、副交感神經分布的解剖位置，及該穴道主治的特性，以針刺阻斷續發的自律神經失調症狀。中西醫併治的結果，將使自律神經失調這個病，並不一定那麼難治。

　　本書前提過，足太陽膀胱經是十二經脈中與自律

神經系統關係最密切的經絡，膀胱經頭部的穴道，起於睛明穴，止於天柱穴，針刺可能可透過第三對（動眼神經）、第七對（顏面神經）、第十對（迷走神經）腦神經而調控副交感神經，尤其是視覺及嗅覺部分為主。

膀胱經頭部穴位止於「天柱」

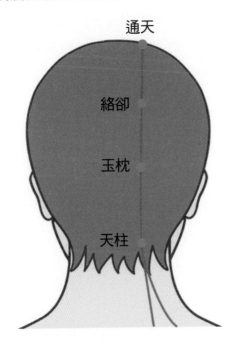

　　斜方肌附於十二胸椎及腰脊椎的交感神經興奮區，會引起腹腔胃、腸、腎臟各內臟血管收縮，及抑制胃、腸的蠕動等作用。　千七百多年前的中醫先賢就已標註這些解剖位置極其相近的穴位點，而針刺膀胱經背部的這些穴道大杼、風門、肺俞、厥陰俞、心俞、督俞、膈俞、肝俞、膽俞、脾俞、胃俞、三焦俞、腎俞，光從穴名的字義也可看出古代中醫的神預測，在沒有神經、解剖學的時代，已能精準的記載這些特定穴點，能回饋調控交感神經所支配的五臟六腑。

慢性上呼吸道感染
加重或導致頸肩僵硬、痠痛

　　壓力、專注工作、過度使用視力等，是現代人常見的「上斜方肌」頸肩僵硬、痠痛的原因，但在我臨床的觀察，在台灣，慢性上呼吸道感染，是一個加重或導致頸肩僵硬、痠痛的主因。理由在我 2013 年出版的《感冒應該看中醫》一書中有詳細的說明。

　　一個普通的感冒，在急性發炎時的流鼻涕、鼻塞、打噴嚏，其實是我們身體副交感神經防禦的反射，導致鼻黏膜內的漿液腺、黏液腺產生大量分泌物，然後咽喉、胸部、腹部，許多肌肉都會非自主性地協同收縮。

　　當肺部的空氣被充分壓縮以後，突然放鬆，氣流就以每小時 160 公里左右的瞬間速度，從口鼻腔將黏膜水腫的分泌物沖噴出體外，藉以恢復鼻腔氣道的通暢，減少鼻部的病毒量，這些表面上看起來不舒服的症狀，在民眾遵從醫囑，服用抗組織胺、消炎藥的同時緩解；但是入侵的感冒病毒量，並沒有因此減少，而延長了病毒在呼吸道發炎的時間。

　　　　　黏膜內豐富的海綿狀組織，感染後迅速處於充血、腫脹狀態，在經歷一次感冒如此，兩次感冒如此，三次感冒如此後，就成了如慢性鼻炎、過敏性鼻炎、鼻竇炎、鼻涕倒流、咽喉炎等慢性上呼吸道感染。因為呼吸道的阻塞、不順暢，而不自覺的用力呼吸，成了肩頸肌肉的額外負擔因而產生痠痛。在我看這是另一個大家做復健治療，只著重在局部肩頸熱敷、牽拉，但都不會好的理由。

　　近十幾年來的研究也顯示，慢性上呼吸道病變的

致病機轉與自律神經功能失調，有高度的關聯性，如過敏性鼻炎和壓力、情緒誘發的打噴嚏、鼻塞、流鼻水等「血管運動性鼻炎」，是交感神經反應過低，和副交感神經過度興奮的病態臨床表現結果。

從神經學的角度來看，自三叉神經節而來，傳入神經及自交感與副交感神經節來的神經支配到鼻部，鼻部感覺神經受刺激時，副交感神經反射、黏膜分泌物增加、水腫、打噴嚏，及結合其他排除反應，會迅速清除上呼吸道入侵的物質，以保護下呼吸道。而交感神經就負責鼻部動脈血管的收縮，減少黏膜血流、鼻竇充血及黏膜肥厚，以恢復鼻腔的通暢。

三叉神經在頭部的分布：

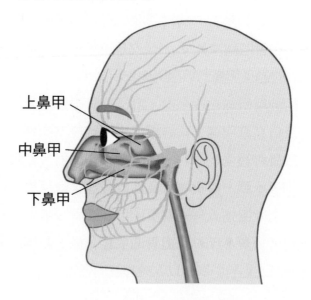

上鼻甲

中鼻甲

下鼻甲

　　但當多次感冒不當處理而拖久不癒，則自癒系統的交感神經張力的喪失，無法完全恢復，演變成慢性上呼吸道疾病。因此可知，經久不癒的過敏性鼻炎、下鼻甲肥厚、鼻涕倒流等，就是一個自律神經功能失衡的病症。只因沒有到恐慌程度、容易緊張那麼不舒服，一般中、西醫的診斷及治療，並不會將這些症狀納入自律神經失調該關注的範疇裡。

穴位與三叉神經在頭部的分布：

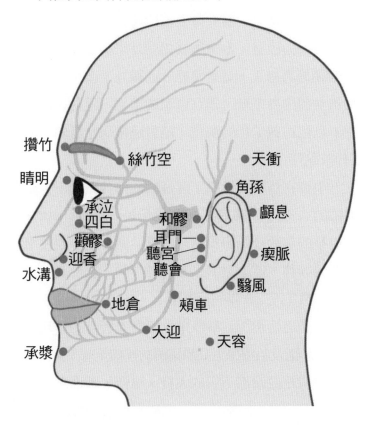

　　不過對我而言，道理是完全相通的，不被重視也醫不好的慢性上呼吸道疾病，其實就是為這位病患以

後發展成自律神經失調的病症開了一方便的大門。我在《感冒應該看中醫》書中苦口婆心的解釋，人體奧妙的自癒力設計，本來就在接受外來病源的挑戰，不斷的調適與修正，這是常態，這種為了要生存下去，動員身體內各系統、器官資源的準備，絕對是超級精密，且經過數千年的演化，絕對是最保全身體，降低傷害的超完美設計。

中醫在尊敬及透徹了解身體的運作原則下，畫龍點睛的一句話：「風者，百病之始也！」發展出對感冒的完整的理論及治療策略。我雖然融合了中西醫學給予新的詮釋，甚至發展出個人理解的一套針刺、用藥療法，然在近三十年的行醫路上，仍深刻的體認到「風者，百病之始也！」不但是先賢醫家智慧的發現，至今仍是診斷及治療學上高瞻遠矚的無價至寶！

膀胱經從頭部下行的大杼、風門、肺俞三穴，分別在第一、二、三胸椎旁，約略平行於肩胛骨上三分之一的高度，是鬆懈上斜方肌最有效率的穴道。

大杼、風門、肺俞，能強化交感神經的功能，能抑制鼻腔副交感神經的過度反應，能收縮鼻腔血管，

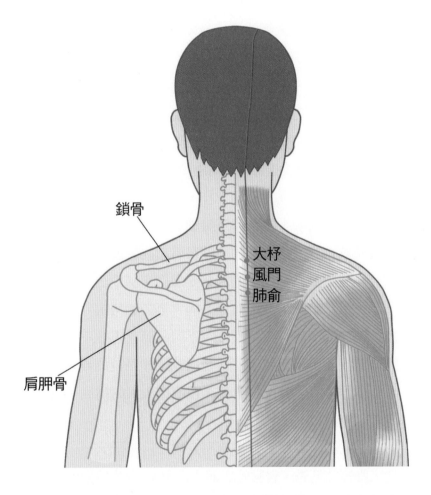

鎖骨

大杼
風門
肺俞

肩胛骨

使腫脹黏膜得以恢復。對於動不動就感冒、抵抗力差
或有過敏性鼻炎、鼻竇炎、鼻涕倒流、老是感覺喉嚨

有痰的自律神經失調的病患針刺大杼、風門、肺俞，
無疑是一舉數得治療的最佳選擇。

　　針刺大杼、風門、肺俞，固然能調治鼻涕倒流、
老是感覺喉嚨有痰等慢性上呼吸道感染，但對於自律
神經失調則同時要搭配睛明、攢竹等能治視覺及嗅覺
的眼針，及能兼具排毒作用的胸鎖乳突肌針法。

　　配套觀念的重點運用大杼、風門、肺俞強化交感
神經；搭配睛明、攢竹等及胸鎖乳突肌針法，則是調
治副交感神經。從古籍的記載可看出膀胱經的睛明、
攢竹、眉衝及繞到頸下的大杼、風門、肺俞等穴，都
顯示可治流鼻水、鼻出血等鼻病。至於如何選穴、配
搭，則歷代中醫針灸名家各有不同，而且也並不全然
解釋其原理，我雖運用了結合自律神經系統的觀念，
不但依理選穴、且配搭有據，在臨床大大的提高了自
律神經失調的療效。

　　至於鼻子四周，會被應用到的一些搭配穴位，包
括大腸經的迎香、督脈的水溝（人中），及大家熟悉的
印堂，印堂所在位置，可通鼻開竅，對於改善鼻子過
敏常引起的鼻塞、流鼻水等也相當有效。

第四章

自律神經失調的針刺療法

腰痠痛的起因
有「上、下」之分

醫不好的腰痠痛，追根究柢，竟是沒搞清楚病因是起自「上面」還是「下面」肌肉惹的禍！

自律神經失調的病友，有醫不好的腰痠背痛，臨床上並不少見。病人會抱怨：「復健了大半年，腰也拉了、該熱敷也敷了、推拿、按摩，全都做過，總覺得時好時壞，根本沒治好過。」

這情形與我前文所談的「肩背痛」頗為類似，臨床時我只要全盤了解病友的病症，再追問一下復健、推拿是怎麼做的，心裡大概就有底。為什麼老是治不好這極為常見的症狀？我歸類後分為兩個原因：

一個原因來自肩背斜方肌的持續僵硬痠痛。斜方肌持續僵硬痠痛，限縮了頸椎及胸椎脊椎骨的活動；造成頸椎局部下降了椎動脈進入腦部的血流，產生了

壓迫後的交感神經症候群。進而也往下限縮了腰椎脊椎骨的活動，而產生腰痠痛。這就是我所謂的「上面」的毛病所導致的腰痠痛。當做復健、推拿時的治療策略，沒有注意到要強化已經弱化無力的胸鎖乳突、斜方等頸肩相關肌肉的肌力，或不明瞭慢性阻塞性的呼吸道，可能是背痛的一個重要因素，僅在腰局部做復健、整脊，處理跑掉了的腰椎，當然是治不好這個由上面肌肉所導致的腰痠痛。

我常舉例，說這就好像是上面氣血不通，打了結；這個結沒打開，久了之後，結就一個一個的往下越打越多。可以理解的是，若不先解開影響腰痠痛「上面的結」，到頭來只是暫時舒緩症狀，治標不治本的瞎忙一場。我的治療策略，除了是以全人觀點，同時也注意到《針灸甲乙經》中記載的：「頸項痛、頭痛、腰背痛，大杼主之。」

大杼穴

古時有名為「杼柚」類似梭子的織布
器具，因胸椎第一節棘突如梭，而大
杼穴位在兩側，故以此命名。

　　針下大杼，不但可以減緩弱化無力的胸鎖乳突肌、
斜方肌等頸肩相關肌肉的僵硬症狀，同時可以治療慢
性阻塞性的呼吸道。因此我在治療有腰痠的自律神經
失調時，常高頻率的針刺大杼穴。

治療有腰痠的自律神經失調，常高頻率針刺大杼：

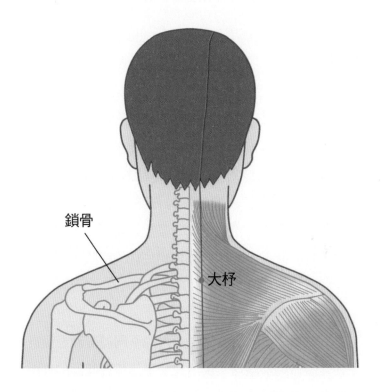

腹直肌、骨盆腔相關肌肉的弱化無力

另一個導致腰痠痛的原因，是長期久坐使得腹直肌、骨盆腔相關肌肉弱化無力而導致腰痠痛。

病人經常由於腹直肌無力而呈現小腹微凸，這一類的腰痠痛，其實與自律神經失調並沒有直接的相關，只因腰部相關肌肉無力，而導致腰椎間盤突出，或腰椎骨刺增生，直接或間接地對脊髓馬尾的副交感神經造成壓迫、刺激，才會造成繼發性如頻尿、小便無力、便秘、月經紊亂等臨床自律神經失調的症狀。

我的治療做法大大的不同於復健、整脊，僅在後腰做局部處理，反而是著重治療在腹部的任脈、陰蹻脈，神闕（肚臍）、關元、氣海等都是常用的穴道。一個常見又看似簡單的腰痠痛，如果沒有真的明瞭產生疼痛的背景因素，並得到適當的處理，延誤下而終難免得接受下背脊椎手術大有人在，不可不慎！

對治腹直肌、骨盆腔肌肉弱化的常用穴位：

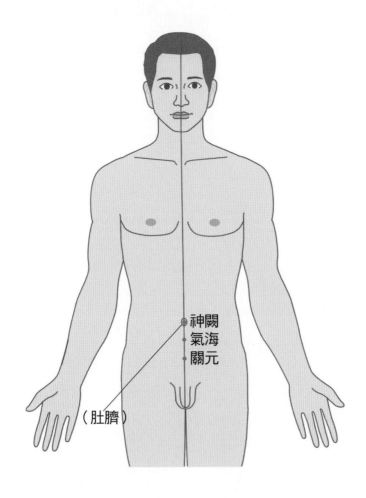

神闕
氣海
關元

（肚臍）

　　我主張，只要有腰痠痛和下背痛，無論是「上面」或「下面」的起因所導致，宜先用中醫針灸療法治療 1-3 個月，不但是腰背痠，連同導致的原因，也都一併治好了。

骨盆腔器官失常的針刺療法

「每天起床都覺得沒元氣，老是覺得心慌意亂，快要心臟病發……」

「常常呼吸急促、氧氣不足，像是氣喘要發作一樣難受。」

「已經一整個禮拜了，每天晚上都失眠。」

自律神經失調症狀百百種中——

「老是肚子痛，一下便秘、一下拉肚子。」有些病人因此被診斷為「大腸激躁症」。

「膀胱好像很無力，特別頻尿，而且一想小便，就得立刻要去上廁所，很急！」

「好像有很多小便尿不完，一下子又要上廁所，每天的小便次數，比平常人要多很多。」

這樣的病人因此被診斷為「神經性膀胱頻尿」。

「月經好像來不完似的，每次都滴滴答答拖很久。」

「月經來量很大，造成那幾天生活上很麻煩。」

「陽痿、早洩、性功能障礙，讓我很難去面對……」

這些在骨盆腔裡器官的失常，與副交感神經失調有直接關係。人類儲尿及排尿的功能，由三組不同的周邊神經調控，三組周邊神經分別為：

骨盆神經

分布在第二至四節薦椎的副交感節前神經元，骨盆神經，軸突離開脊髓後，經由骨盆神經與位於骨盆神經叢或膀胱壁神經節的節後神經元發生聯合交會。

當刺激副交感神經興奮時，大腸蠕動功能加速；當壓迫該神經時，副交感神經受抑制，大腸蠕動功能減緩。當大腸交感神經功能降低，副交感神經功能又興奮時，使腸壁細胞處於容易受刺激的過敏狀態，因而對許多正常食物或某些刺激性食物，顯示不同於一般人的過敏現象，產生腹部絞痛、腹瀉或便秘症狀。

下腹神經與交感神經鏈

　　分布在第十二節胸椎至第二節前腰椎的交感神經，下腹神經與交感神經鏈，調控抑制膀胱逼尿肌的收縮、降低膀胱內壓，使膀胱平滑肌收縮，造成膀胱出口的阻力增加，防止尿液外漏，抑制副交感神經以抑制排尿反射。

　　這種交感神經反射稱為膀胱交感神經反射，是一種不用經過大腦的脊髓反射，但是當失調時，造成常常想小便、或是想小便卻尿不出來或是漏尿、尿失禁等臨床症狀。

薦椎的體神經

　　薦椎的體神經（陰部神經）支配尿道括約肌傳出路徑，作用與交感神經的活動類似，在膀胱尿液量增加的過程中會陰神經活性逐漸增強，這又稱為「保衛反射」，為了避免如果突發的咳嗽或大笑時，腹腔內壓急遽上升，壓迫膀胱引起尿液的外漏，同時提肛肌、尿道周邊的肌肉束，也會同步反射性的強力收縮，對抗膀胱內壓的上升。

針刺療法是目前對治骨盆腔器官失調 最穩定、有效的療法

　　我個人認為，針刺療法是目前對治骨盆腔器官失調最穩定有效的療法，選穴仍延續足太陽膀胱經，下行到腰及骨盆腔的穴道。在古文中，「腧、輸、俞」三字可相通，膀胱經行於後背的俞穴，是五臟六腑之氣，由內向外輸注於體表的穴位，反映病痛警訊時，會有壓痛點的出現，特別是以下這些穴位：

- 腎俞：
  位於第二節腰椎旁的「腎俞」為首選穴，古籍記載腎俞主治「下元諸虛，精冷無子，及耳聾，吐血，腰痛，女勞疸，婦人赤、白帶下」等膀胱及生殖器官疾病。
- 氣海俞：婦科病症時常用的選取。
- 大腸俞：腸胃道病症時的選取。
- 關元俞：婦科、腸胃道病症時的選取。
- 小腸俞、膀胱俞：婦科、腸胃道、膀胱病症時的選取。

● 中膂俞：有腸胃道病症時的選取。

● 白環俞：婦科、膀胱病症時的選取。

● 上髎、次髎、中髎、下髎：婦科、腸胃道、膀胱病症時的選取。

對治骨盆腔器官失調常用穴位：

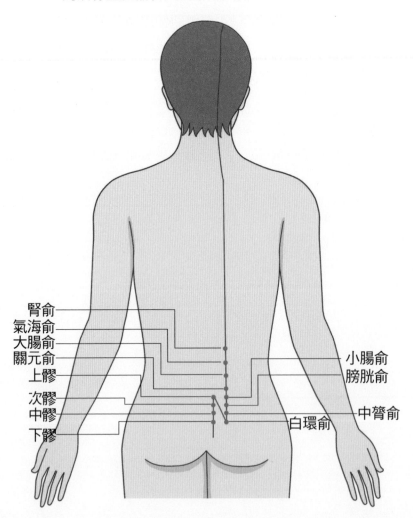

腎俞
氣海俞
大腸俞
關元俞
上髎
次髎
中髎
下髎

小腸俞
膀胱俞
中膂俞
白環俞

　　這些穴道圍繞著第二至四節薦椎的副交感神經以及相關的交感神經位置，整個的治療涵蓋了骨盆腔內的膀胱、子宮、卵巢、大腸等自律神經失調時產生症狀的器官。如果要加強提肛、尿道周邊肌肉束的禁尿功能時，我考慮加針足太陽經與督脈兩條陽經交會的「會陽」穴。位置剛好介於陰部神經與尾神經叢。

　　如果要治療常常想小便、或是想小便卻尿不出來、或是漏尿、尿失禁等臨床症狀時，我會考慮加針位於第十二節胸椎旁的「胃俞」，位於膝窩外側的「委陽」。

委陽

穴位於膝蓋後面，膕窩橫紋外側，委有彎屈的意思，人體背面為陽，故命名為委陽。

　　委陽能夠調節胸部、腋下、腹部淋巴系統的排毒作用，對於自律神經失調

病人的胸部、腋下淋巴腫脹，容易泌尿道感染、陰道感染、多白帶，可加以選擇的穴道；也是三焦的下合穴。

膀胱經對於自律神經失調有療效的穴道

穴名	主治的症狀
厥陰俞	心悸、心痛、胸悶、嘔吐。
心俞	心悸、胸悶、容易受驚嚇、失眠。
督俞	心痛、腹脹、腹痛。
肝俞	容易緊張、肩背僵硬痠痛、眼睛乾澀、容易生氣，風吹流淚。
膽俞	咽喉疼痛，飲食不下，口苦舌乾。
脾俞	睡眠時間要很長，即使睡很久還是累，腹脹，嘔吐，泄瀉，便血，虛胖性水腫、背痛，運動也不容易瘦身。
胃俞	胃口不好，吃東西後肚子容易脹痛，容易嘔酸水，吃很多東西也不容易胖，容易拉肚子。
三焦俞	容易頭痛，虛胖性水腫，努力運動也不容易瘦身，其他腸胃症狀同胃俞。
膏肓俞	身材瘦弱，長年咳嗽，容易緊張、健忘，睡眠品質差，腸胃消化功能不佳。
肓門	胃區經常脹滿疼痛，蠕動緩慢型便秘，哺乳時乳汁分泌不足。

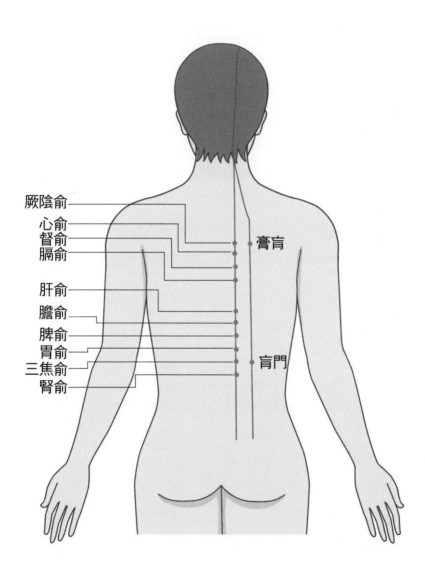

厥陰俞
心俞
督俞
膈俞
肝俞
膽俞
脾俞
胃俞
三焦俞
腎俞
膏肓
肓門

　　在我了解了這些神經所支配，以及自律神經系統功能後，對我原本在使用傳統針刺療法時，絕對有幫助，尤其在選取穴道的考量與思路方面。但我必須特別強調，中醫針灸先賢在不清楚這些解剖學與神經的道理之前，竟然能發展出這麼精確而有效調節自律神經系統的穴道！而我又是在累積了多年的針灸臨床經驗，懂得更多的神經系統學理後，運用回原本就已經流傳數千年的穴道，加乘的療效常讓我歎為觀止，可見中醫學的博大精深，多令人五體投地的佩服！

頭皮針治療說來就來的頭痛

　　自律神經失調的病患，頭皮都是緊繃著，只要用手指仔細診察觸摸就可以發現，若稍微在緊繃處用一點點力量按壓，病患經常會發現該處有劇烈的疼痛，只是在自律神經失調病患感知一連串的症狀中，並不一定會抱怨頭痛，而有抱怨頭痛的，也可能會有各種不一樣的表現型態，比方可能是一起床要出門前就會頭痛、可能是在經過一上午工作後感覺疲勞沒電了，頭痛也就跟著產生。

　　有病人會主述：「頭經常像被裹著一塊布似的，悶悶的痛，極不舒服。與人的互動變得沒耐心、有隔閡，生活變得很不踏實，也沒怎樣，可是頭痛說來就來。」這種頭痛令自律神經失調病患更是坐立難安，當然就快樂不起來。或許有時服用止痛藥即可「暫時痊癒」，

但伴隨著長期、慢性服用止痛藥，產生腸胃刺激或者加重原本就不舒服的腸胃症狀，也讓病人無法一直依賴止痛藥而被迫在痛苦中忍耐著。頭痛是由於頭頸部的肌肉持續收縮，使局部組織的痛覺受器變得更為敏感，而在頭部產生壓迫、疼痛和沉重。

導致頭頸部肌肉持續收縮的原因

長期的情緒起伏，比如過度焦慮、擔憂、緊張；長時間的工作、缺乏充分休息及睡眠、頭頸部及肩膀長時間維持不良姿勢，例如經常伏案低頭工作的上班族，便常是自律神經失調病人習以為常的生活模式。

一般而言，現代醫學將自律神經失調的頭痛，大致上分為血管性、神經性、肌肉性、其他原因頭痛等；中醫因為傳統理論有「頭者精明之府」、「五臟六腑精氣，皆上升於頭」、「頭為諸陽之會」……認為頭為全身四肢百節的統領，與人體各個臟腑器官皆有密切關係，所以非常重視頭痛，而且發展出不同角度的頭痛分類方式。

主要區分為外感與內傷兩類，再依據頭痛不同部

位、發作時辰的不同分為「六經頭痛」。中醫看診時會細問:「是哪種痛法?兩邊太陽穴痛嗎?還是後腦勺痛?前額痛?什麼時間最痛?」非常的講究,如果自律神經失調的頭痛發作時——

- 兩邊痛,或偏頭痛,則中醫的診斷是痛在膽經。
- 後腦痛,是痛在膀胱經。
- 前額痛、眼眶痛,則是痛在胃經。
- 睡到半夜,頭頂百會穴會發生巔頂痛,這是肝經出了問題,因為肝經和督脈交會於巔頂百會穴之處,發作時間常是在深夜的丑時。

因為這些部位在哪條經絡上,病人弄不清楚,可是對中醫師來說,都是診斷治療非常重要的線索,這些分類也是十二經絡循行的進一步推演。分別有太陽、陽明、少陽、太陰、少陰與厥陰的頭痛,中醫這個高明的分類,一口氣就把自律神經病患無感的頭皮緊繃,或有感的頭痛,與自律神經失調表現在全身不同器官、組織、部位的症狀串連在一起,而其中跟自律神經失調最息息相關的,非「太陽膀胱經」莫屬。

在本書前文已就太陽膀胱經與自律神經失調的眼

睛視覺、背部的斜方肌，介紹了一些治療相關的穴道。由「太陽膀胱經」循行在頭皮的穴道可看出，這些穴位除了治療膀胱經本經的頭痛外，也同時能兼眼、鼻等感覺器官病症，而其他循行經過頭皮的經絡，也多有類似治療全身不同感覺器官的作用。

　　由於療效頗為具體，於是 1958 年，西安中醫院方雲鵬教授提出「大腦皮層功能定位」的頭針療法，五十多年來百花齊放、各家爭鳴，逐漸的發展出名為頭針的療法。國內戴吉雄中醫師，在彙整了不同門派後，也發展出其獨特的戴式頭皮針法；我個人覺得頗為用心，而且對於特定的病症的確有顯著的效果。

　　至於頭皮針穴位的選取，我大多數仍然依循傳統的督脈、胃經的穴道為主，比較特別的是，我會下一針然後沿著經絡的循行，在頭皮下穿透過兩到三個穴道，因此經常埋針在頭皮下。這種做法的用意是可以用少一點的針，卻可得到比較大的療效。無論是哪種不同門派的頭針理論，我認為其療效來自於頭面部的穴道，包含了眼針、臉針、耳針、頭皮針等，多具有反饋交感神經及副交感神經的感覺神經特性。

　　由於透過針的刺激，反饋回到大腦後，修正或改變、或調整了大腦透過自律神經發出的執行命令，於是失衡的眼睛乾澀、莫名其妙的心悸緊張、不定期的頭痛、肩背的千斤重擔、腸胃的悶脹、一緊張就拉肚子、疲倦、睡眠不佳、悶悶不樂等等的奇怪症狀，在我選定特定的眼針，或臉針、耳針、頭皮針，或經常是幾種針療法的搭配刺激後，頭皮緊繃消失、頭痛治好了，其他自律神經失調的症狀也都紛紛的緩解，甚至能在一段時間治療後病人真的痊癒。

勤梳頭也是保健

　　《聖濟總錄・神仙導引》中說：「梳欲得多，多則去風，血液不滯，髮根常堅。」《養生論》中說：「春三月，每朝梳頭一二百下，壽自高。」《延壽書》也提及：「髮多梳，則明目去風，常以一百二十為數。」《諸病源候論》中說：「千過梳髮，頭不白。」

　　可見古聖先賢也知道，要教會普羅大眾了解頭皮經絡的循行及穴道的功用，可能是滿困難，因此發展出每日梳頭功，維持身體常處於氣通血順狀態，一來

達到預防疾病的效果，二來即便生了病，也往往是維持在小病容易治療的程度，總強過到了真正生重病時，需要用頭皮針療法來濟弱扶傾吧。

自律神經失調的病友，如果能夠每天依上述的梳頭做法確實執行，不僅只是頭皮的緊繃或頭痛，也能掀開緊裹著頭的那塊布，頓時人就感覺清爽起來。梳完頭，眼睛立刻為之一亮，疲勞、沒電了的感覺，也隨即消失了。

我的建議做法是：早上起床、晚上睡前，自己感覺疲勞、沒電了，都可以隨時梳梳頭，梳頭涵蓋的範圍包括所有長頭髮的地方，甚至可梳頭梳到超出髮際。我希望自律神經失調的病友，都能夠享受每天梳頭那一刻寧靜、放輕鬆的自我，以及梳頭後頭皮的神清氣爽！

人體最大觸覺
皮膚的淺刺針療法

　　我們已經談了眼針、臉針、耳針、頭皮針，都屬於頭頸部的治療，可比較直接理解反饋自律神經系統的視覺、嗅覺、聽覺、味覺等感覺器官。但還有一個人體最大、面積最廣的感覺器官——皮膚。

　　皮膚包覆人體，重要性在於作為身體和外界環境的介面，是防禦外來病毒、細菌入侵身體的第一道防線，由多層外胚層組織構成的皮膚，可保護內部的肌肉、骨骼、韌帶及其他內部器官，包括隔熱、溫度調節、觸覺等等。這些都是自律神經系統調節呼吸、心跳、血流等的重要參考訊息。

　　由於皮膚收集感覺訊息的神經布滿了軀幹及四肢，都屬於神經系統非常枝端末梢的小神經，完全無法精確的判斷這一些小神經的刺激，會反饋到大腦得到怎

樣的分析結果，那大腦會根據這些結果，透過自律神經系統發出怎麼樣的訊息及命令？因此我們再回到中醫的經典古籍寶庫，看看歷代中醫先賢的經驗及記載。

《素問》的皮部論記載：「凡十二經脈者，皮之部也。是故百病之始生也，必先於皮毛。」又談及：「邪之客於形也，必先舍於皮毛，留而不去，入舍於孫絡；留而不去，入舍於絡脈；留而不去，入舍於經脈，內連五臟，散於腸胃，陰陽俱感，五臟乃傷，此邪之從皮毛而入，極於五臟之次也。」說明十二皮部與經絡、臟腑的密切聯繫，也建立了運用針刺皮膚，可激發、調節臟腑經絡功能，以達到防治疾病目的的基本理論。

淺刺皮膚能誘導刺激不足的副交感神經

《靈樞》的「官針」篇，記載了針刺皮膚的不同針刺方法及名稱，不論是「半刺」以取皮氣；或「揚刺」治寒氣之博大；或「毛刺」刺浮痹皮膚；這類的刺法都屬於淺刺皮膚的針刺方法。

有研究顯示淺刺皮膚，能誘導刺激常常不足的副交感神經，由此可知，我對於淺刺皮膚來調節自律神

經系統的做法，與採用眼針、臉針、耳針，或頭皮針，是一樣的道理。而且兩者也常常混合搭配運用，也因為我用淺刺皮膚來調節自律神經系統的概念，與傳統的「半刺」、「揚刺」、「毛刺」治療訴求，不完全一樣。

　　我有固定選擇針刺點的幾種模式，除了參考自律神經失調病友的主訴以外，望診和觸診，幾乎是最重要的兩種決定針刺點的診斷。記得退休前，在陽明醫院中醫科看診時，由於求診的人數眾多，因此我與年輕的住院醫師及主治醫師組成治療團隊，由我診斷開藥後，並告知年輕醫師該扎針的穴道，由他們協助我完成整個治療，如此才有辦法完成一個門診服務兩三百位的病患，若難得門診病人不多時，我會親自扎針。當我在治療床旁，看到在診間臉龐白皙的病人，但是他的背胸部卻有許多黯沉的斑點，或是兩側不對稱的肌肉隆起，或是側彎嚴重的脊椎。接著會看到病人下肢，在門診時看不到的新生微細血管，甚至粗大的靜脈曲張……

　　就在這一瞬間，我會完全推翻原本在門診時所規劃的選穴；甚至透過觸診，檢查軀幹及四肢的皮膚、

肌肉、軟組織，便能檢查出望診皮膚顏色不變下的筋結（條狀的肌肉隆起）、氣結（小顆粒狀的筋膜或軟組織沉積物）、腫瘤、囊腫及壓痛點。這些觸診的結果，會讓我重新調整原本構思挑選的經絡及穴位；其實，從我的說明，讀者朋友可以知道用針灸治病，是中醫師非常個人化的功力。

　　個人化包括兩個層面，一個是病人表現在身體皮、脈、肉、筋、骨的病況，可類推這位自律神經失調病患，發展成現階段不同系統疾病的過去病程。中醫學最令人驚歎的是能根據目前病人身體已經受到影響的程度，進而預測病勢的走向及未來的發展。

　　我在之前有提到，感冒後沒有得到徹底的治療，會發展為慢性阻塞性的下鼻甲肥厚，影響到病患平常及睡眠時的呼吸順暢，加重背部、頸部斜方肌的壓力負擔，當斜方肌長期的肌力不足後，進而影響到前頸的胸鎖乳突肌，不但形成一個長期治不好的頸肩僵硬痠痛，且痠痛當壓迫到頸椎，產生交感神經症候群時，病患就由一開始時是簡單的感冒，正式的成為自律神經失調的病人；這些都是中醫預測病勢的走向及未來

病情輕重發展的具體例子。

　　另一個層面，則是針灸醫師個人學識、經驗、觀察力、敏感度、人生閱歷以及人生觀。我除了可以用中醫的角度來解釋在不同組織、器官、經絡的氣滯血瘀，也可以用現代醫學的角度來看脊柱兩側的皮膚，以及有所謂「陽性反應點」與內臟實質的聯繫，與節段性神經的支配有關。

　　節段性神經，是當病人因自律神經失調，某一內臟器官的感覺神經纖維併入相同的脊節段，內臟與體表可能是通過這條途徑，在自律神經和組織參與下相互聯繫。因此，當內臟發生病變時，常在體表的一定部位，出現陽性反應，譬如黯沉的皮膚斑點，或條狀的肌肉隆起。這些陽性反應，便是在皮膚針刺前的檢查與診斷疾病的重要依據，也是治療時重點刺激的部位。

　　我教導中醫學生成為臨床優秀的中醫師，已經超

過二十年，對此有非常深刻的體驗，中醫學生之所以能成為臨床優秀的中醫師，除了接受我個人的心得、經驗，以及闡述傳統中醫醫理的口傳心授外，學生尚需要長期跟診，接觸不同的醫案、勤於臨床研究、論文投稿……才有可能貼近老師的思考邏輯及人生哲理，也才有可能治療到老師所能治療疾病的深度。

我稱這種學習為「不傳」或「心傳」。因為沒辦法憑空傳授，只能在實際操作中體會，我認為古籍的記載，都是屬於容易學習的部分，而古籍中簡潔語句背後所蘊含的深意，需隨著看病歲月的累積，個人不同的人生階段閱歷領悟，才能體會出不同的疾病見解及治療策略。資深的老師都尚且如此，更何況是年輕的後輩中醫學生，我想這是學習中醫學「易懂、難精」，最艱澀的部分吧！

選穴

經過望診和觸診後，我首先思考的，是從經絡選針刺點，以背部黯沉的皮膚斑點為例，在皮膚斑點所分布的區域，先選取經絡循行經過的點，其次再選取

皮膚斑點密集分布的區域；也可以按神經分布區選針刺點。

　　體壁的神經支配主要來自脊神經，脊神經分布有明顯的節段區域，所以能在相同節段的脊神經支配區找到壓痛點。比方自律神經失調病患有坐骨神經痛或腰痛，可能以在同腰水平節段的腹直肌觸及壓痛點，並且在針刺該壓痛點後，讓病人活動腰部，可得到立刻緩解疼痛的結果。

　　另外一種壓痛點，中醫稱為「阿是穴」，根據唐代醫藥學家，後人也尊他為藥王的孫思邈所著之《備急千金要方》記載：「吳蜀多行灸法。有阿是之法，言人有病痛，即令捏（掐）其上，若裡（果）當其處，不問孔穴，得便快成（或）痛處，即云阿是，刺灸皆驗，故曰阿是穴也。」翻成白話說的是：阿是穴，是按壓病患疼痛處，當壓到某處特別明顯疼痛時，病人會忍不住痛得叫出來「啊、啊、啊；是、就是這裡了。」於是醫師便在該處加以針灸，往往都會獲得不錯的療效。

　　運用以上幾種選穴的模式，我可以透過自律神經失調病患表現在四肢、軀幹的病徵，反饋回自律神經

系統，但皮膚針的缺點是一次的治療使用較多的針灸數，而且由於淺刺，所以病人翻身時，針容易掉落。改良的方法有「平刺針法」，平刺針法與淺刺的垂直刺入皮膚不同，平刺乃是與皮膚接近平行的角度刺入0.5-1 公分的針身，可大部分沒入皮膚之中，等於平刺一針的「線」，等同於好幾針淺刺的「點」，可以有效的減少淺刺所需的針灸數目。

　　有時也採用「埋針」法，留針的手法與平刺一樣，與皮膚接近平行的角度刺入，不同的是將 0.5 公分的針身，留置在皮膚下 3-7 天，留針不會影響病人的生活起居活動及清潔洗滌，卻可以延長埋針後有效改善病情的時間。

第五章

以小搏大的五輪穴療法

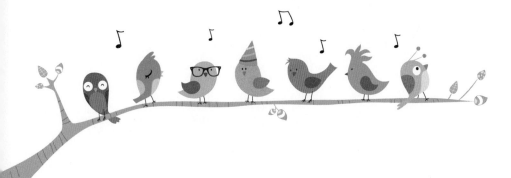

隱於四肢的小兵立大功穴位

「我最近的腸胃脹氣越來越頻繁，有時候甚至於整天都不太餓，沒有胃口。因為我從小就是很容易緊張的人，睡眠也都一直很淺，排卵時有時候會夾帶血絲……」

邊聽廖小姐述說，我邊從針盒中取出一根小針，直接從我把廖小姐脈的手上魚際穴一針扎下去。

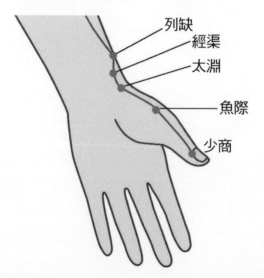

「啊！我很怕痛的耶，醫生你扎針怎麼都不先招呼一聲？」廖小姐有些動怒了，但馬上臉色一變：「咦？奇怪了？剛胃脹氣得很不舒服，怎麼現在整個被打通了？而且感覺上比以前去給別的中醫師看診時，把針扎在我肚子上的穴道，腸胃恢復的情形還更快速改善？」

在之前看病的醫院，每回門診人數，少則一百五十人、多則近三百位病患，沒有那麼多的針灸床可以讓病人躺在床上針灸，因此情非得已下，我不得不高頻率的使用手肘以下的穴道施予針刺治療。自律神經失調病患常合併有胃痛、胃脹、胃酸逆流、不思飲食，針刺腹部胃經與脾經的穴道，意在調整迷走神經支配的胃、腸等器官，是我常運用的針刺手法，但效果為什麼會比不上手上的一個穴道？這是根據傳統針灸理論結合個人臨床的經驗取穴的成效，如果不是自律神經失調的病患，而是一般腸胃急性期的不舒服，有時其實只要一次就治癒了。

我研發的「調整自律神經針刺療法」，是將上述傳統古籍記載的針灸穴道主治病症，結合自律神經系統

的解剖位置、胚胎學、病理學、神經學以及個人的二十年臨床針刺的經驗，整理出來的一套理論，並將之用於臨床，畢竟一針奇效也只緩解了自律神經系統的急性腸胃不舒服，自律神經的針刺療法需同時考量到多個紊亂的系統，如此發展出來的一套療法，結果得到比我單純運用傳統的針灸理論取穴治療自律神經失調更好的效果。每當臨床上靈活的運用，治癒病人久治不好的疑難雜病、怪症，成就感讓我真是開心極了！

　　我認為，這解釋了部分針灸的治病運用，為什麼會特別有效的理由。針對自律神經失調，我主張針灸在取穴治療時，有一定的步驟及道理，這將有助於年輕醫師對於針灸的學習。但無可諱言的，傳統針灸的十二經脈、奇經八脈理論，仍是至高無上的指導，歷代的中醫先賢、針灸名家，有鑑於治療時傳統針灸理論似乎有不足或是不明朗之處，他們接續發展出董氏奇穴、頭皮針、眼針、皮內針、埋線、耳針等新的針灸學理論。在我看來，很可能是歷代的中醫名家各自發現針刺頭皮、眼睛周圍、耳殼，對皮節神經分布於

身體各部分病症，有良好的改善。

　　總結這一脈的發展，可以看出各家發現新的針灸學理論，其實是發現從胚胎學演化出來手指端、腳趾端、頭皮、皮膚、眼、耳等感覺器官與自律神經系統的關聯性來解釋。透過刺激各個不同部位的感覺器官反饋回交感、副交感神經的調節，而達到十二經脈、奇經八脈古典針灸理論所沒有記載的療效。

　　雖然董氏奇穴、頭皮針、眼針、皮內針、埋線、耳針等新的針灸學理論，確實都有成效奇佳的臨床治療個案，都曾在中醫界掀起一陣風潮，然而這些新針灸學理論從來沒有能取代十二經脈、奇經八脈的古典針灸理論，但往往新的針灸療法加上傳統的針灸療法，得到了比傳統的針灸更好或是更廣的治療效果，我主張靈活的結合新的針灸學理論及古典針灸理論，才是治療自律神經失調最佳的針灸策略。

五輪穴

　　傳統的針灸學中，適合運用於治療自律神經失調的理論，我最推崇、也最常用的就是「五輪穴」。

　　輸穴，是指具有特殊治療作用的特定穴，現存最早中醫理論著作《黃帝內經》中記載：「經脈十二、絡脈十五，凡二十七氣，以上下所出為井，所溜為滎，所注為俞，所行為經，所入為合。」意思是說——

　　十二經脈在雙手雙腳的手肘、膝蓋以下，各有五個重要輸穴，所以統稱為「五輸穴」。從四肢末端向肘、膝方向依次排列，分別名為：經氣所出為「井」，所溜過的穴位為「滎」，經氣所注的穴位為「俞」，所行之徑為「經」，所入之處為「合」。

　　內經這段文字描述了經脈氣血猶如水流自手指頭、腳趾頭發源而出，由小而大，由淺入深：

井穴

　　多位於手指、腳趾甲邊，好像是水的初出之源，是十二經脈經氣所出的源頭，井穴多半有退燒、醒神、開竅的功效。

　　為什麼我會特別將手指的井穴畫出來？是因為任何人在任何時間、任何地點，只要有點空閒，比方等公車、坐捷運，不妨用大拇指和食指，按住另一手的手指，從大拇指井穴開始逐隻按揉到小手指井穴。記不記得每隻手指上的井穴叫什麼不重要，重要的是有空便揉揉每隻手指的井穴，按壓一二十秒左右，同時對循經到此的經絡及相互表裡經絡，一起都被運動到，省時省事又養生，一舉數得多好；這可比隨時低著頭，拗著肩頸卯起來滑手機，對身體要健康多多了！用手指搓揉腳趾的井穴一樣可以活絡所屬的經脈，只是沒像搓揉手指那麼隨時隨地可做了。

手指的井穴：

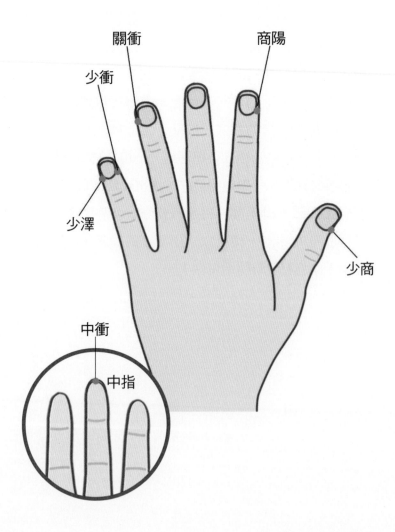

腳趾的井穴：

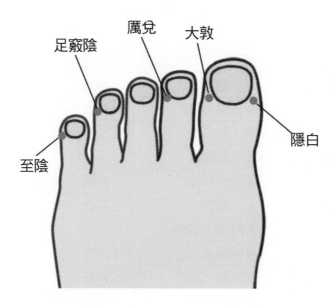

滎穴

位於掌指關節之前，經氣尚屬微弱。多用於清熱，陽經清的是外熱；陰經清的是裡熱。

	經脈	滎穴
陰經	手太陰肺經	魚際
	手厥陰心包經	勞宮
	手少陰心經	少府
	足太陰脾經	大都
	足厥陰肝經	行間
	足少陰腎經	然谷
陽經	手陽明大腸經	二間
	手少陽三焦經	液門
	手太陽小腸經	前谷
	足陽明胃經	內庭
	足少陽膽經	俠谿
	足太陽膀胱經	足通谷

俞穴

位於掌指關節之後，經氣由小而大，由淺而深，是經氣漸漸旺盛的開始，可以有輸送經氣的作用。陰經的俞穴即為本經的「原穴」，但陽經另有原穴，原穴多用在診斷和治療臟腑的病證。

	經脈	俞穴	原穴
陰經	手太陰肺經	太淵	太淵
	手厥陰心包經	大陵	大陵
	手少陰心經	神門	神門
	足太陰脾經	太白	太白
	足厥陰肝經	太衝	太衝
	足少陰腎經	太谿	太谿
陽經	手陽明大腸經	三間	合谷
	手少陽三焦經	中渚	陽池
	手太陽小腸經	後谿	腕骨
	足陽明胃經	陷谷	衝陽
	足少陽膽經	足臨泣	丘墟
	足太陽膀胱經	束骨	京骨

經穴

多位於腕、踝關節以上，經氣寬大，暢通無阻，是經氣正盛的穴位，可支援循經在較遠的穴位。

	經脈	經穴
陰經	手太陰肺經	經渠
	手厥陰心包經	間使
	手少陰心經	靈道
	足太陰脾經	商丘
	足厥陰肝經	中封
	足少陰腎經	復溜
陽經	手陽明大腸經	陽谿
	手少陽三焦經	支溝
	手太陽小腸經	陽谷
	足陽明胃經	解谿
	足少陽膽經	陽輔
	足太陽膀胱經	崑崙

合穴

多位於肘、膝關節附近，經氣如江河水歸入湖海，是經氣由此深入的穴位，進而匯於臟腑的部位。

	經脈	合穴
陰經	手太陰肺經	尺澤
	手厥陰心包經	曲澤
	手少陰心經	少海
	足太陰脾經	陰陵泉
	足厥陰肝經	曲泉
	足少陰腎經	陰谷
陽經	手陽明大腸經	曲池
	手少陽三焦經	天井
	手太陽小腸經	小海
	足陽明胃經	足三里
	足少陽膽經	陽陵泉
	足太陽膀胱經	委中

　　從這些譬喻，可看出五輸穴影響到該條經絡的強弱功能，最早提出五輸穴主治作用的是《難經‧六十八難》記載著：「井主心下滿，滎主身熱，俞主體重節痛，經主喘咳寒熱，合主逆氣而泄。」

井主心下滿

　　中醫所說的心下，是指肚臍以上，大約是在胃的部位，井穴的功用主要就是治療這個區域的悶、脹、滿、痛。

滎主身熱

　　身熱，是指各種形式的身體發熱，可以是全身的發高燒，也可以像是中暑的低燒，也可以是只有局部的熱。

俞主體重節痛

　　俞穴的功能，在於紓解各種原因所產生的身體沉重、想要活動心有餘力不足，各部位關節的動或不動時的疼痛。

經主喘咳寒熱

經穴的功能，能對治各種急慢性的呼吸道感染、發炎，表現出咳嗽、吸不到氣、氣喘等症狀，夾雜著怕冷或是發燒的病情。

合主逆氣而泄

合穴的功能，對於各種原因的急慢性的拉肚子、嗆咳、胃酸逆流等症狀能有所改善。

遠處取穴

由此可看出針刺腳趾頭、手指頭、前臂、小腿上的穴道，可治療腸胃、肺部、肌肉骨骼及全身的病症，又可稱為「遠處取穴」，是針灸療法非常特別的一種手法，可發揮出以小搏大的驚人力量，與哪裡痛就扎哪裡的局部治療取穴是完全不同的。

我所提倡的「調整自律神經針刺療法」，譬如肩頸痛，用胸鎖乳突肌針刺療法、斜方肌針刺療法；眼睛乾澀用眼針；耳鳴、眩暈用耳針等，加上用解剖位置來解釋，是屬於比較容易學的針灸療法，而且可以得到一定程度穩定的療效。

　　遠處取穴非常難，要考量到多重因素，一旦取對了穴位，表現出來的療效往往是奇佳，因此在針灸療法上，我喜歡用遠處取穴。自律神經失調，是一個人長期失衡後，終於壓垮了無法自行再校正回復的病態狀態，是多重系統失序的結果，因此我所研發出來的「調整自律神經針刺療法」是針對多重系統反饋的協同作戰，才有可能在 1-3 個月的期間，將已經失調多年的病症治癒。

遠處取穴的針灸診斷學

　　讀者朋友也許會覺得奇怪，我在之前不是說過「調整自律神經針刺療法」是以膀胱經為主軸，為什麼講到「遠處取穴」時，反以肺經為主呢？

　　遠處取穴，不是哪裡有問題治那裡，也不是哪裡痛針那裡；也就是不同於大家常聽的「頭痛醫頭、腳痛醫腳」，而是在可用來調整自律神經失調的那一條經絡、或與可互搭經絡，雖在較遠端，一樣能有相輔相成的治療效果。這些被遠處取穴的穴位，多是在四肢經絡經氣發始之處，五輪穴所在的雙臂手肘之下、雙腳膝蓋之下。

　　《素問》的「靈蘭秘典論」記載：「肺者，相傅之官，治節出焉。」明代著名醫家張景岳解釋說：「肺主氣，氣調則營衛臟腑無所不治。」我在之前解釋過，自律神

經失調的病患，身上的氣是打結的、是持續消耗中、是亂竄的，所以我挑選統管一身之氣的肺經，作為調治自律神經失調，遠處取穴最重要的一條經絡。

手太陰肺經的五輸穴：

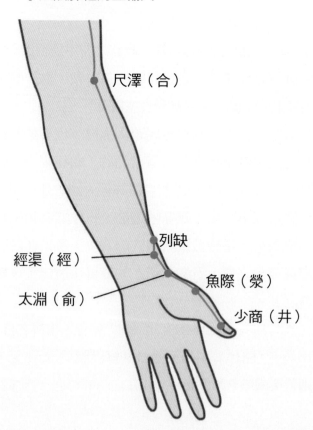

魚際穴

在我們大拇指下的手掌邊，深淺肉色分際處，有一塊隆起如魚腹的地方，第一掌骨橈側中間，便是魚際所在。

　　魚際穴，是手太陰肺經的滎穴；從五輪穴特性「井主心下滿、滎主身熱」來判斷，這位廖小姐的胃脹、胃痛病症，不是應該取肺經的井穴少商嗎？沒有錯、的確是！但位在指甲邊的井穴，對於怕痛又不愛針灸的廖小姐而言，恐怕是不太能立刻接受。

　　再者《針灸甲乙經》也有記載：「寒厥及熱，煩心，少氣，不足以息，陰濕癢，腹痛不可以食飲，肘攣支滿，喉中焦乾渴，魚際主之。」意思是針刺魚際穴，可治療心情煩悶、有時候覺得沒有元氣或是胸悶吸不到氣、肚子痛、沒有胃口等症狀。

　　其實這段記載，非常適合治療自律神經失調的相關組合症狀，針刺魚際可治「喉中焦乾渴」，是活化了

第 9 對腦神經（舌咽神經）的作用，可以刺激唾液的分泌，而且對於如果是慢性呼吸道阻塞早上起來會口乾的症狀，也同樣是一個可以選取的穴道。至於這個肺經的滎穴魚際，我臨床觀察，對於肺經開竅的鼻，有增加鼻黏膜血液循環、減少肥厚的功用，因此也常搭配在對治斜方肌和胸鎖乳突肌肌力弱化的慢性肩頸僵硬痠痛。

　　至於「腹痛不可以食飲」，是活化了迷走神經支配腸胃道的功能，使得腸胃的蠕動增加，改善了胃脹胃痛的症狀；而「陰濕癢」則是活化了迷走神經支配生殖系統的功能，使得陰道的免疫力及循環得以改善。看來這一個肺經的滎穴，先賢的古籍記載已經明確的顯示出這個穴道對於自律神經系統的咽喉、腸胃、生殖系統，甚至於肌肉骨骼系統有一定的作用。我個人用現代醫學的解剖、神經學、病理學來重新解讀、分析古籍的記載，臨床上大大提升古典針灸理論的治療範圍及療效！

　　運用這個觀念，我治療過一位郭姓女藥師流產後的下腹痛，她來看診時是剛流產第三天，這已經是她

第三次流產，而這次流產後肚子明顯的持續脹痛不舒服，上班時一直無法專心、愁眉苦臉。在問完診後，便在魚際下針，小腹的悶脹明顯減輕。在約 40 分鐘後離開我門診時，小腹已經沒有脹痛、不舒服的感覺了。這個結果也印證了我的猜測，那就是──針刺魚際，可活化第 10 對腦神經（迷走神經）支配生殖系統的功能，只是古籍的記載「陰濕癢」，應該是迷走神經支配陰道及外陰的分支神經，而藥師這個個案卻是表現出針刺魚際可以對治迷走神經支配子宮的分支神經，這是用現代醫學的知識，擴展了古籍記載的主治功能，而且又達到很好治療效果的案例！

我曾用魚際「滎穴主身熱」的特殊用途，一針治癒發燒到 39°C、頭部劇烈疼痛的感冒病患、一位 19 歲的女大學生。她晚上七點來求診，趴在桌上主訴從下午一點多，開始怕冷發燒，發燒維持在 38-39°C 之間，接著頭持續劇烈疼痛已超過 4 個小時，我一樣從桌上針盒中取毫針，直接從魚際穴針下去，邊數：「1、2、3、4──」5 還沒數到，她就坐起身衝著我笑：「頭不痛了！」她媽媽在一旁說：「別鬧了，哪有那麼快就不

痛了？」這女孩約在門診留針一小時，在她離開時燒
已退到 37℃。事後她媽媽逢人就說：「女兒回去好好睡
了一覺，第二天起床，就好像沒事的人一樣；這針扎
得還真神了！」

　　這個案例我發表在中醫的期刊上，一來證實了五
輸穴穴位特性記載的正確性，再者證實針灸退感冒的
發燒，比西藥更迅速。雖然自律神經失調的胃痛、胃
脹無法在魚際完成一次性的治癒，但在魚際下一針，
可立刻緩解卡在腸胃道的脹氣，其療效的驚人爆發力，
是不容小覷的！

太淵穴

太，有旺盛之意，淵是深潭，其意直
指太淵穴經氣之旺，有如深潭。

　　肺經另一個非常重要的穴道是太淵，《會元針灸學》
記載：「太淵者，脈之大會，陰陽之系統，淵源之出
入……又別名為鬼心。」鬼在此是指「地」，心是指內

部，意思是由太淵穴深入體內；可見太淵的舉足輕重。

　　《針灸大成》的記載，也提及太淵穴適合用於病患有胸悶、胸痛、腸胃功能不好，有時甚至於會嘔吐，容易煩悶、睡眠品質不好、眼睛紅痛、常常沒精神打呵欠、肩背筋骨痠痛的症狀。這部分的描述，像極了自律神經失調的病患，尤其是副交感神經失調的症狀。

　　舉個臨床的案例：一位48歲陳女士，因為自律神經失調來求診，治療過程中，針下太淵讓她腸胃脹氣不舒服的情形幾乎消失了。陳女士平常仍然容易緊張，長期服用依賴的安眠藥劑量，治療期間減量到睡前四分之一，甚至僅需八分之一。近日因為感冒咳嗽、聲音沙啞，全身筋骨無力、肌肉骨節疼痛、頭痛，使得原本已經痊癒的心悸又有點再犯，因為是感冒，所以很合理的可以考慮挑肺經的穴道來治療。

　　若照傳統針灸古籍的治療歌訣，必須下好幾支針，但我只有用一針、直下太淵穴，這仍是根據五輪穴的理論，肺的俞穴是太淵，而俞穴「主治體重節痛」，完全符合感冒時身體疲倦、痠痛、沉重的症狀。記得我當時下左手外側太淵穴，一針下去的反應極為強烈，

陳女士驚叫出聲，因為針下太淵穴的針感，直接竄傳
到手上臂、肩膀後，左手瞬間失力，只能用右手扶著
完全抬不起來的左手。由於針感太強，陳女士拒絕再
扎第二針而作罷，她說：「雖然人輕鬆了，精神都來
了，可太嚇人了。」有意思的是，陳女士的感冒第二天
一覺起來就全好了，而且當晚並沒有依賴安眠藥而睡
了個香甜的好覺！

　　這結果其實完全超乎了我施針前的預期，這種不
論是魚際、太淵，或其他穴位的一針見效做法，對我
來講，其實也是一種診斷，我稱為「針灸診斷學」。

　　　　　　一針見效的療效可以延續一天、兩天，
或是從此就減輕了，意味著自律神經失調在肺系統上
失衡的嚴重性，相對於睡眠障礙、心悸、腸胃症狀等
相關系統，是比較容易在針刺治療下，快一點得到緩
解或恢復的。

　　通常臨床上症狀比較容易快恢復的，大部分都是

代表那個系統失衡的嚴重程度較輕；另也可以發現，魚際、太淵分屬肺經的滎、俞穴，彼此相隔也不過就是約 4 公分左右，但是卻能夠反饋自律神經系統的調節，真的如古籍記載有很大的差別。

太淵穴在交感神經上的調控，就明顯比魚際要來得強烈；而魚際在活化了迷走神經支配腸胃道、生殖系統的副交感神經上的調控，就明顯比太淵穴要來得強烈多了。總之，魚際也罷、太淵也罷，傳統針灸理論蘊含深奧，是我們有限智慧沒法完全透徹，我 20 年的行醫累積，也可能只是看到其中一部分的面向。不過有一點可以確定的是，若當取穴用對時，一個穴位，也可以表現出如排山倒海般的強大力道！

與自律神經失調治療最相關的手少陰心經

　　除了肺經外，與自律神經失調治療最相關的，就是手少陰心經。

　　位於手肘內側的心經：少衝，是心經的「井」穴，主治心悸、心虛膽寒。少府，心經的「滎」穴，可治心胸之病。神門，是心氣出入門戶，也是心經的「俞」穴，神門主治心煩、悲傷、恐懼、陰道搔癢、膀胱無力。靈道，心經的「經」穴，是心神靈氣的通道，主治心悸、心煩、失眠、恍神、健忘。少海，為脈氣匯歸的「合」穴，主治心痛、悲傷、恐懼。

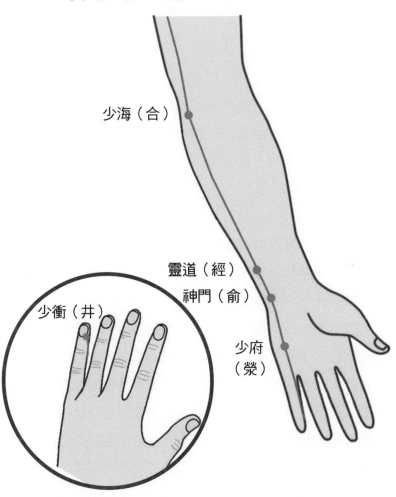

手少陰心經的五輪穴：

少海（合）

靈道（經）

神門（俞）

少衝（井）

少府
（滎）

五輸穴的異曲之妙

由心經五輸穴的主治描述，可以看出心經的穴道與自律神經系統的心悸、情緒的控制等，有密切調控關係，肺經的太淵，雖然與心經的少海，都是合穴，很顯然少海可調控到腦內的快樂中樞。肺經的魚際，雖然與心經的少府，都是滎穴，魚際比較聚焦於迷走神經支配的心臟、腸胃、生殖器官等內臟器官，而少府則兼具有調控到最高層的腦內快樂中樞及迷走神經支配的末端內臟器官(陰道、膀胱)。所以井滎俞經合這五輸穴，就算歸屬不同系統，似乎有著共通調控自律神經系統不同層面的特性。

然而在臨床的運用上，又因為它們分別所屬的經脈的特性之不同，在選穴及治療後的成效，自有很大的不同。這與我前面所提的「調整自律神經失調針刺療法」在學習上要難很多，光是單穴選穴都有諸多的考量，更何況我如果用肺經的俞穴，搭配心經滎穴，跨兩條或多條經絡的治療策略，那就更是複雜了，因此針灸學真的是一門易學難精的學問！

治療期間拉不回的自律神經失調
針刺井穴成為必要選項

　　井穴在自律神經失調的治療，有一定的運用角色，有需要特別拉一段出來說明。井穴由於都在指甲邊，所以針刺的瞬間很痛，因此在自律神經失調病患的整個治療過程中，使用頻率並不高；但對於治療期間感覺拉不回來的自律神經失調病患，針刺井穴就成為必要的選項。

　　一位 44 歲的林太太，求診時已經有一個禮拜睡不著覺、腸胃脹氣、月經滴答不止，在第一周的治療後，月經滴答停止了，胃口、胸悶都有改善，睡覺一個禮拜中只有兩天睡得比較好，所以在她第二次回診的時候，我特別在針灸的穴位中，加扎了足太陽膀胱經的井穴、位在小腳趾甲邊外側的「至陰穴」。

　　考量足太陽膀胱經有循行的部位及穴位的特性，一併處理她鼻塞、肩頸僵硬痠痛、胃腸脹氣、生殖系統的異常出血，結果一周後回診時，林太太主訴：「睡眠有比較好，但還是覺得睡得比較淺。」這結果與我加

扎至陰穴預期的效果一致，如果她持續失眠的時間再
更拉長的話，多重系統紊亂的自律神經失調症狀將更
為失控，她也將更為焦慮。應用一次井穴，先將其病
症由嚴重拉回再說，所以在後續的針刺治療就沒有再
運用到井穴；這就是井穴的妙用之處。

越是嚴重失眠或是重度憂鬱症，使用井
穴的頻率就越高，原本在我治療策略中的考量是——

　　若針刺治療至陰穴沒有改善的話，心經的井穴少
衝，絕對是下一次針刺計畫中選穴的考量之一；而足
陽明胃經的井穴厲兌，足太陰脾經井穴隱白，也都是
適合林太太的首選穴道。

　　由於足厥陰肝經與骨盆腔的生殖系統及膀胱循行
相關，而林太太有月經滴答的現象，雖然還不至於到
有泌尿道感染或是頻尿的這些膀胱症狀，而由我第一
次的治療就已經痊癒了，不過體質上可以判斷，肝經
可以在心經、胃經、脾經的選擇之後，列入治療的考

慮。

井穴的臨床應變

當自律神經失調病人有這些問題時，我的考量點包括：

心包經的井穴，中衝

人很煩躁、嘴巴口腔舌頭破、口臭火氣很大的人。

小腸經的井穴，少澤

月經來時乳房容易脹痛很多天，平常容易頭痛、喉嚨痛、肩頸僵硬痠痛的人。

大腸經的井穴，商陽

平時容易中暑、眼睛容易有紅絲、耳朵悶脹、脖子相對比較腫的人。

三焦經的井穴，關衝

煩躁比較厲害的人。

膽經井穴，足竅陰

筋骨痠痛比較厲害的人。

腎經井穴，湧泉

記憶力開始衰退，常常忘東忘西的，全身筋骨到處都痠痛。

表面上看起來「井、滎、俞、經、合」這五輸穴似乎有共通的特性，但當遇到同樣是心下滿、身熱，到底要挑十二經絡的哪一條經絡的井穴或是滎穴？學問就非常大了。再者，以上所講的思路，結合了傳統針灸理論、自律神經系統失調所表現的症狀，及我個人臨床二十年的經驗而成，選穴的觀點，又不必然與每一位中醫師和針灸醫師的看法一致。這就有待我未來更多的研究來證實現在所說的理論了。

心腎不交的自律神經失調

　　自律神經失調的病症，在中醫的診斷學上是「心腎不交」的極致表現，發生心腎不交病症的原因之一，可以是心力耗竭而導致心腎不交，也可以是屬於先天腎氣不足，加上課業上或是工作上的一些壓力，由於抗壓性不好，因此而導致心腎不交。

腎經五俞穴

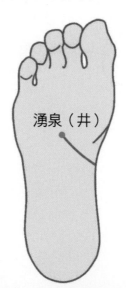

湧泉（井）

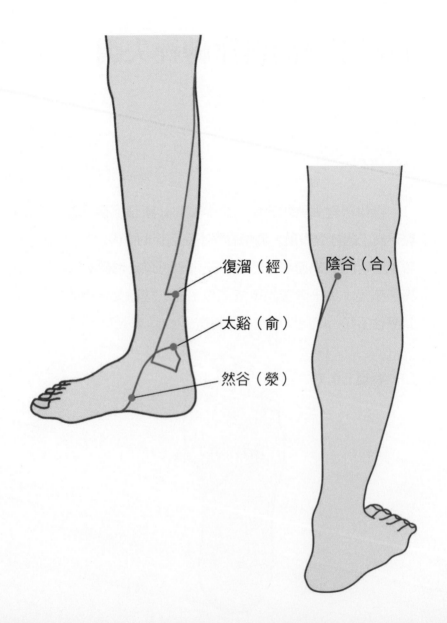

復溜（經）

太谿（俞）

然谷（滎）

陰谷（合）

然谷

因穴在然骨下陷有如山谷之處，肉色深淺交界之地，故名為然谷。

在針刺自律神經失調的治療策略，腎經是不可以缺席的，《針灸甲乙經》中關於腎經滎穴「然谷」的記載是：此穴功效除常見的心悸、胸悶、呼吸不到氣的症狀外，心悸會嚴重到好像一顆心懸在那裡；最重要的特徵與心經的主治悲傷、恐懼不同，病人總莫名悲傷到了無法脫離的情境，又隨時都很害怕，好像有人要來抓他、對他不利般。

太谿

太，有大的意思，谿是如溪流般，意指穴在腳踝尖與肌腱凹陷中，經氣如溪水般流過。

　　腎經的俞穴，太谿，主治個性安靜內向、常關在房間裡，需要比較長的睡眠時間，卻又表現出喉嚨腫、痛，有時又好像氣塞在喉嚨都講不出話來，大便比較不通暢，嘴巴裡覺得有熱氣、口水都黏黏的火氣。

　　腎經的滎穴然谷、俞穴太谿，表現出腎經在自律神經系統失調上支配不同器官的症狀，兩者都有清瀉腎經火氣的功能，與大腦的快樂中心顯然有非常直接的關係。

　　還記得我提過的「肺主氣，氣調則營衛臟腑無所不治」嗎？因此調治自律神經失調，相較於肺經，向遠處的腎經取穴，對「治氣」來說，是最重要的一條經絡。而在中醫傳統的五行理論中，肺金為腎水之母；因此在治療肺經時，同時也需兼顧到腎經的病症。但病症若嚴重到無法脫離悲傷，又隨時都處在害怕、恐慌時，還是應該直接取腎經的穴道較為直接。

　　肝經是腎經的子臟，以五行說謂之「腎水滋養肝木」，因此當需要取腎經經穴來治病時，可同時選肝經的滎穴「行間」、俞穴「太衝」、經穴「中封」，可加強針刺，反饋大腦快樂中心的療效，緩解病人常常習慣

唉聲嘆氣症狀。

一般而言，穴位位置分布在手指、手掌、腳趾、腳掌的井穴、滎穴，是比較能回饋刺激大腦內的自律神經系統，是屬於自律神經系統中比較高階的，因此對於悲傷、驚恐、惡夢等的治療效果為主。至於穴位位置介於手腕到手肘，腳踝到膝蓋之間的俞、經、合穴，則回饋刺激是屬於自律神經系統中比較低階的，因此以自律神經各支配的器官治療效果為主。

肝經五輸穴

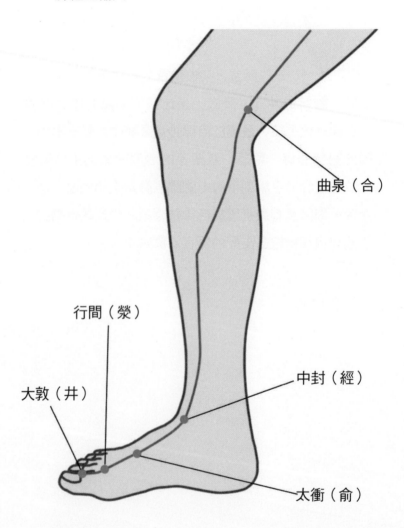

曲泉（合）

行間（滎）

中封（經）

大敦（井）

太衝（俞）

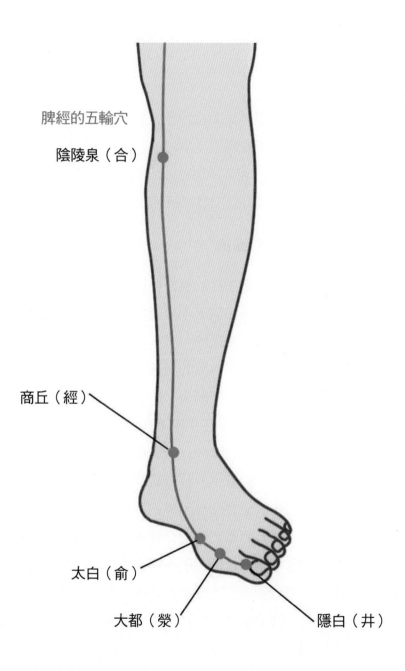

脾經的五輪穴

陰陵泉（合）

商丘（經）

太白（俞）

大都（滎）

隱白（井）

　　以足三陰經：足太陰脾經、足少陰腎經、足厥陰肝經為例，肝經的經穴「中封」、合穴「曲泉」；腎經的經穴「復溜」、合穴「陰谷」；脾經的經穴「商丘」、合穴「陰陵泉」都是介於腳踝到膝蓋之間的穴道。

肌力弱化的麻煩

　　這些五輸穴運用在治療自律神經失調的相關病症上，主要是在維護泌尿、生殖系統的肌肉；骨盆腔內器官、腰脊椎骨在正確的位置。因此當因為受傷、久坐、缺乏運動等原因導致的腹部與腰肌肉的肌力弱化後，時間一久沒有校正回來，於是發生腰薦椎走位而壓迫到支配骨盆腔泌尿、生殖系統器官的副交感神經。

　　肌力弱化導致自律神經失調症狀的病變過程，與我們之前說的，頸部由於斜方肌及胸鎖乳突肌相關肌肉的肌力弱化，使得頸椎因壓迫而產生椎動脈供腦部血流不足，同時刺激局部的交感神經，引發交感神經症候群的道理是一樣的。所不同之處在於，因腰薦椎的壓迫而導致頻尿、小便解不乾淨、解不出來、泌尿道常發炎、陰道發炎、性慾下降、下腹悶脹痛等自律

神經失調病患，常有的多是副交感神經失調症狀。

　　人體十二經絡非常奇妙之處，在於五輪穴都屬於遠處取穴，自律神經失調發生在腦內的溝通、協調、統整失序，由距離頭部最遠端的手指或腳趾的穴道來反饋，而腦內失序所傳送出到身體各系統的命令，表現出或是眼睛乾澀、口腔的唾液分泌不足；或是心悸、胸悶；或腸胃的噁心、悶脹、疼痛、便秘、心悸；或膀胱和生殖系統的病症，則由相對位置比較接近內臟器官的手腕到手肘，腳踝到膝蓋間的穴道治療。

　　我個人認為，這樣的治療策略規劃，其實非常完整：

　　當病症急迫、嚴重時，針扎位置多在手指、手掌間；作為輔助急性期的搭配選穴。若病患的病情已逐漸穩定，但失序的各系統仍未歸位，仍無法協調一起運作人體的正常功能。此時多運用五輪穴來調控各個失序系統的臨床症狀，選穴則是從屬於自律神經支配各器官的局部來取穴。

　　若以軍事作戰為例，在急性期的搭配，有鬆懈敵軍堅強實力的佈陣，有縮短兩軍作戰產生自律神經失調不舒服的時間。在緩解期搭配「俞、經、合」穴的針刺，有加速收服竄逃餘黨的巷戰功能，有利於各個系統的重建、協調及統整。當身體的各個系統、器官能夠協調一致，做好自己原本該做的功能，那麼自律神經失調的病症就理所當然的痊癒了。

第六章

中藥治療自律神經失調
的攻略

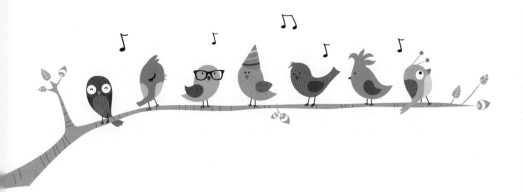

從容不容易流汗來看
治療的策略

　　在中醫診斷學中，肺系統的特性是：「肺朝百脈、主一身之氣。」清代名中醫家陳修園先生的《醫學實在易》中也指出：「凡臟腑經絡之氣，皆肺氣之所宣。氣為血帥，血隨氣行，因此善治諸疾者，治其氣，勿使氣有所壅閉滯底，則體養精生……」

　　自律神經失調，其實病人身體內部各個系統的氣是很亂的；這是我會由肺系統切入治療的理論基礎，從自律神經針刺療法的遠處取穴，肺經，於是成了一條非常重要治療自律神經失調的經絡。

　　從中醫古籍的五行生剋理論來說，肺為腎母，腎系統除了掌管與能化生各種津液，潤滑關節、防止眼球過乾、產生唾液和胃液來幫助運化外，體內水分的另一個重要功能，就是調節體溫。如果要調節好體溫，

則又與肺系統所掌管的皮膚有密切關係，因在中醫學認定上「肺主皮毛」，因此調治好肺系統，就已經把腎、肺這兩個負責副交感神經功能的系統同時打點好了。

人的身上有成千上萬的細胞，隨時都在協同完成身體所需要的各種任務，只要做功就會產生熱能，也就會有做完功後所產生的代謝廢料，這就是屬於交感神經的耗能活動。身體所產生的熱能及廢料，需要透過排汗及小便來調節體溫、清除身體廢料，只要是調節體溫的排汗功能不佳，身體內過高的體溫將進一步消耗如血液、淋巴液，滋潤口腔、耳朵、鼻子、眼睛、皮膚以及身體保濕的液體。

因此排汗功能不佳的自律神經失調病患，眼睛乾澀、口乾的症狀，通常比較不容易治好。不幸的是現代上班族每天長時間在辦公室，或經年都處在冷氣造就下的 24° C 的環境中，人體不會用出汗來調節體溫，人體的交感神經在此時會調節皮下血管動靜脈間的短

路。

　　正常情形，血液是由動脈流經微血管才到靜脈，使血液能夠從動脈直接由短路流回靜脈，以減少熱能經由輻射或蒸散等方式，從皮膚表面散失。這就是我稱為一個人「散熱效率下降」、排汗功能不佳的亞健康狀態；也是中醫所謂的表皮受到「寒邪」而導致失去調節體溫功能的病症。

當器官、組織、細胞
持續處在「熱失衡」狀態時

　　只能依靠含水量約90%以上的血液來緩衝及降溫，隨著越累積越多的代謝產物熱，加上熬夜、失眠、各種壓力等生活上的負面情緒，樁樁件件都在加重累積熱的速度，終於連血液中水的降溫作用，也逐漸失靈。

　　若是循環全身的血液中二氧化碳量上升、溫度上升，於是酸性體質形成，更惡化了自律神經失調病人各系統所產生出來的症狀，所以在治療自律神

經失調病患時的第一件事，就是問病人容不容易流汗。

小青龍湯

不容易流汗的病人，我很快的就定下了需要排汗的治療策略：讓自律神經失調病人身體裡過多的熱量，能夠有所出口，減少持續悶燒、消耗體內各種液體及精華液，治療的首選方劑就是「小青龍湯」；如果煩躁的症狀比較明顯的，就用「大青龍湯」；如果口乾舌燥比較明顯的，就用「麻杏石甘湯」。這些都是小青龍湯方，調整少部分藥物來因應的變化複方，我運用這些方劑的道理，基本上是因為可以直接加強皮膚表面的血液循環，恢復排汗功能，也是我常用來治療或是預防酸性體質的方法。

我在《感冒應該看中醫》書中，提到小青龍湯同時可以處理受了風寒的感冒，因為感冒病毒感染後，鼻黏膜內的漿液腺、黏液腺產生大量分泌物，並且迅速處於充血狀態。醫聖張仲景研發出的小青龍湯，就適合在這時用來減少鼻黏膜的分泌物以及充血的狀態。

麻黃

　　無論是用排汗的方式來治療酸性體質，或是治療鼻黏膜的腫脹、充血，都與交感神經有密切的關係，而麻黃就是裡面最重要的關鍵藥物。

　　從過去很多研究顯示，麻黃有很強的交感神經作用，從麻黃提取出來純化的麻黃素，是到目前為止都仍然廣泛運用於調整交感神經的西藥；一來可以提振自律神經失調病患交感神經的功能，這點很重要，當自律神經失衡時，交感神經系統是處於太過、太操勞的活躍狀態，這種情況下，是不可以用提振交感神經功能的麻黃。

　　但當病情發展到自律神經失調的時候，連陽亢的交感神經系統也已經弱化了，因此處方含麻黃的相關方劑，可以改善疲倦、提不起勁、不快樂等症狀。如果病患有抱怨早上睡醒時嘴巴會乾，那代表他的呼吸道有阻塞、腫脹現象，處方含麻黃的小青龍湯、麻黃加朮湯、麻杏苡甘湯、小續命湯等方劑，都是我常用來消除自律神經失調病患合併有腫脹的下鼻甲肥厚，

可緩解自律神經失調症狀，且同時緩解因上呼吸道阻
塞而導致的肩背僵硬痠痛。

手腳冰冷要分
是寒還是熱引起

　　手腳冰冷不會讓病人感到非常的不舒服，因此自律神經失調的病人不見得一開始來看診時，便抱怨有手腳冰冷的症狀。

　　由於這個症狀很重要，會牽涉到之後用藥的處方，因此在臨床問診一定要區分病人除了手腳冰冷外，是否會怕冷？怕熱？或不怕冷？手腳冰冷又怕冷，需要比同處在同樣環境的人，多穿衣服的自律神經失調病患，代表著他的交感神經系統，又比處方含麻黃方劑的病態狀態，更加弱化了。

「表寒」屬肺系統、「裡寒」屬腎系統

　　在中醫辨證的診斷上，生病第一段為「表寒」的病態，是指風邪還在體表上未入裡，屬於肺系統方面

的初病，代謝低下的開始失衡。手腳冰冷又怕冷的人，是「裡寒」的病態，屬於腎系統方面代謝低下的失衡。在中醫的基礎理論中，腎系統是統管身體的水分、各種體液，於是產生很多水液滯留的症狀。

　　我個人認為，這是由於交感神經系統功能太弱所導致的，由於血管內的水滯留太多，心臟的搏動無力而產生心悸的症狀，但是血液並沒有很充分的打到全身各處，由於四肢的血液沒能回流到心臟循環，因此而有水腫的現象、身體覺得沉重、疲倦、無力感。也因心臟的搏動無力，使得血液打到腦部的循環不足，而有眩暈、耳鳴的現象。

　　且由於副交感神經相對旺盛，而有腸胃蠕動增加、肚子痛、肚子裡有咕嚕咕嚕水聲、容易拉肚子……對治的處方有含附子的「真武湯」、「四逆湯」等方劑，都是我常用來消除自律神經失調病患，合併有手腳冰冷、怕冷、頻尿、心悸、頭眩、肌肉不自主的跳動、性慾下降等症狀的處方。

乾薑、附子

在《本草求真》一書中記載著：「乾薑大熱無毒，守而不走，凡胃中虛冷，元陽欲絕，合以附子同投，則能回陽立效，故書有附子無薑不熱之句。」

真武湯用生薑及炮製減少熱性的附子，興奮交感神經的熱力較弱；四逆湯處方採用炮製過的乾薑，興奮交感神經的熱力較生薑強，採用未炮製過的生附子，興奮交感神經的熱力也較炮附子強。由此可知，臨床上在運用四逆湯整體而言，比真武湯有更強的興奮交感神經的作用。

由此可見中藥炮製的重要性，因為同一味藥炮製前後的特性會有很大的改變；中醫師在處方時的用藥選擇搭配，有很深的學問，差一味藥，可能作用及效果就有很大的改變。

乾薑這一味藥，也是與附子一樣，具有興奮交感神經的作用，在《本草綱目》中記載著：「乾薑其用有四：通心陽，一也；去臟腑沉寒痼冷，二也；發諸經之寒氣，三也；治感寒腹痛，四也。」

　　處方在應用上，完全看需要興奮交感神經的強度決定，若以心血管系統的反應而言，附子對於強化心臟的收縮能力比較強，乾薑則改善脾系統、帶動周邊血液循環的作用比較明顯。

　　從這裡可以看出，雖然千年以前的大醫家，不明瞭自律神經系統的解剖及其所表現的病理變化，但運用靈活的陰、陽、表、裡、寒、熱、虛、實八綱辨證，肝、心、脾、肺、腎五臟辨證等不同系統的分類，並將這些分類，透過仔細的歸納觀察後，架構出氣勢磅礴的中醫診斷學，並因此指導出中醫的治療學。在近兩千年後的今天，重新用現代醫學來了解自律神經系統、及自律神經失調等表現出來的病症，對照詮釋古中醫的治療學，其實在治療的策略上並沒有什麼太大的不同！中醫學不僅令人歎為觀止、佩服得五體投地，且絕對能與時俱進。

甘草乾薑湯

　　我們看中醫學如何的靈活運用在臨床上，例如病

患同時有表寒及裡寒的病態時，就用處方含附子及麻黃的「小續命湯」、「麻黃附子細辛湯」、「麻黃附子甘草湯」等方劑，可緩解因自律神經失調所致使「寒證」的諸多症狀。如果病患同時有表寒及裡寒的症狀沒有那麼明顯，或是嚴重的話，自律神經失調的病患，除了手腳冰冷外的症狀，主要抱怨是：「晚上多次起來小便，一有小便就感覺好像要憋不住。」或：「口水好像特別多。」

　　這類病人牽涉到交感神經系統功能不足的情形，沒有上述那麼樣的明顯、厲害，反倒是副交感神經相對興奮，而且聚焦於迷走神經所支配的膀胱系統，也不是牽涉到腸胃系統，此時宜採用「甘草乾薑湯」。在中醫古籍《金匱要略》中〈肺痿肺癰咳嗽上氣篇〉記載：「肺痿吐涎沫而不咳者，其人不渴，必遺尿，小便數。所以然者，以上虛不能制下故也。此為肺中冷，必眩多涎唾，甘草乾薑湯以溫之。」這是因為身體內代謝水的功能變慢了，而相對的表現出副交感神經興奮的狀態，掌管水分的腎系統，試圖將代謝變慢、讓體內過多的水由小便排出的結果。

　　甘草乾薑湯只有甘草、乾薑兩味藥非常簡單（四逆湯去掉附子），卻可以處理看似麻煩、很困擾人的症狀，而且可以反饋顏面神經、舌咽神經的副交感神經支，而減少因為太興奮刺激唾液腺過多的分泌。

慢性咳嗽、心悸的對治

　　身體代謝水的功能衰弱了，如果持續未改善，腎系統之母肺系統將受到影響，表現出慢性不容易好的咳嗽，此時便脫離甘草乾薑湯的治療範圍，需換為苓甘五味薑辛湯（甘草、乾薑、茯苓、五味子、細辛），茯苓和細辛，有協助乾薑強化體內水的代謝，使水波及肺系統的情形可快速得到改善。

　　五味子在《神農本草經》中記載：「主益氣，咳逆上氣，勞傷羸瘦，補不足，強陰，益男子精。」可以協同甘草加強補氣的作用。因五味子入肺經，又有明顯止咳、鎮咳的效果。但如果已經有受水波及到肺而咳嗽的情形時，仍未得到妥善的治療及恢復，除了人比較感到容易疲倦、虛弱外，水容易漫延到皮下的踝部、眼皮，而表現出水腫的現象。

　　這些水腫比水漫到支氣管而咳更嚴重，因此在用藥上需加上強化治療咳嗽的杏仁、協助加強排水的半夏，而成苓甘薑味辛夏仁湯（甘草、乾薑、茯苓、五味子、細辛、杏仁、半夏）。

　　由中醫診斷的分層、分類來看，是非常明確而清楚：由一開始自律神經失調時的頻尿，到後來演變而成為容易緊張、經常有不容易治好的咳嗽、疲倦、沒有元氣、食慾不振，時有噁心現象的自律神經失調病患。這過程中，或有醫師的誤治，或有病人自己的警覺性不夠。病人用甘草乾薑湯，初期可以治療好水的代謝不良，若當時沒有即刻治療矯正過來，到後來會影響到肺系統，自律神經失衡時間持續更長、失衡的範圍更大，將影響到全身，而中醫隨著診斷層面的擴大，改變為苓甘五味薑辛湯等處方。

　　藥性歸脾經、肝經的乾薑，及歸心經、肺經、膀胱經的桂枝，由於兩者都有，通心陽袪寒的作用，因此中醫師在選方用藥時，會根據不同的系統，選用這兩味藥裡的其中一味。前段談的甘草乾薑湯，是使用乾薑、甘草等為核心，所搭配的水代謝不良病症的用

藥處方加減；但當這個水代謝不良的病症不是往肺系統方向發展，而是牽涉到心血管系統，便產生不是以咳嗽為主，而是以有一股氣從肚子往上衝到咽喉，成為心悸表現的一種主症，又脫離了甘草乾薑湯的治療範圍。

桂苓五味甘草湯

桂苓五味甘草湯，處方的結構仍然依循苓甘五味薑辛湯（甘草、乾薑、茯苓、五味子、細辛），改善脾系統的乾薑、溫肺化飲的細辛，換成桂枝名為「桂苓五味甘草湯」，《金匱要略》中記載這個方子所治療的病症，是由於心臟無力、不能夠將血液充分的打到四肢去循環，因此手腳不但冰冷，而且會覺得麻痺。

這個症狀很特殊，有時會誤以為頸肩僵硬痠痛，壓迫到頸椎神經而導致手腳麻痺；無法將血液充分的打到全身去將代謝廢料循環回腎系統，因此小便不多。

　　一股氣從肚子往上衝到咽喉，會因為這不舒服的症狀檢查了半天，可能得到的是二尖瓣脫垂、心室肥大或者是心房節律性顫動的病名。

　　也因為無法將血液充分打到頭部，頭部常常好像有東西蒙著的感覺，因為臉部的血液供給不良，血管擴張而感覺臉部發燙、或是臉經常看起來紅紅的像剛喝過酒一樣。

　　我曾經治療過的一位自律神經失調的病患，主要的症狀就是以臉上的病症總在反反覆覆，她很焦慮以為一輩子都不會好了，看了皮膚科，診斷說是酒糟鼻，處方使用抗生素；去看風濕免疫科，診斷說自體免疫疾病，處方開出奎寧；但都不太見效。病人雖然沒有很典型的手腳冰冷症狀，但卻有手指頭、腳趾頭麻痺的情形，我就是用這桂苓五味甘草湯處方的基本結構做加減，加上自律神經失調針灸療法，要求她每天唱歌，至少也要花 10 分鐘唱出聲音來，結果不但改善了她的焦慮及失眠狀況，皮膚的病症也由擴及胸背的範圍，慢慢的縮小到只剩下兩頰，最後終於痊癒。其實，

我自始至終就診斷她是「自律神經失調」，病人卻多繞了皮膚科、風濕免疫科，多吃了、擦了太多無謂的藥物。

「茯桂味甘湯」加蔓荊子、夏枯草

手腳冰冷的更年期婦女，由於長期肩膀僵硬痠痛，到處按摩、復健治療不見成效，尤其比較特殊的是她的眼白充血，眼科也沒有檢查出一個所以然來，只是長期用人工淚液來做治療，讓病人頗為困擾，我也曾花了一段時間治療這樣的病人，但似乎覺得只能進步到一個程度，我改用「茯桂味甘湯」加蔓荊子、夏枯草後，治癒了困擾病人多年的病症。

臉頰及眼白的充血雖然是在不同的器官，但由於都是血液供給不良，無法達到頭部而導致臉頰或是眼白血管擴張的結果。因此可見中醫師在對治手腳冰冷這個病症，同樣的處方結構中，只是將乾薑換成桂枝，整個治療自律神經失調的系統，以及所治療的症狀群就都完全不一樣了！

當歸四逆湯

要提醒的是，一個可能會改變處方的診斷，就是中醫師的把脈，如果在面對同樣的病症下，而中醫師把脈的脈象是沉細的話──所謂的「沉細脈」，就是按壓脈搏，不太容易找到，需要把脈的人用一點力氣按壓下去才找得到。這意味著這個手腳冰冷的病症不僅只是血液循環不良，而是本身的血容量不足，過去的體質上可能有貧血的現象。

此時的處方，就需要加上當歸、白芍等補血的藥物，才能夠使得前面的治療更臻完善，再加上能「百節拘攣，風濕痹痛，利九竅」的細辛，而成為一個常運用於女孩子手腳冰冷的方劑：當歸四逆湯。

有腸胃症狀的
自律神經失調對治

　　手腳冰冷的症狀以外，怕熱、或不怕冷的自律神經失調病患，中醫的診斷為「熱厥」，後代的醫家解釋為：陽氣受到陰氣抑鬱，不能將營養血液物質，輸送到四肢的病態狀態。從我的觀點來看「陽氣受到陰氣抑鬱」，可以解讀為：

　　正常的腸胃蠕動（腸胃的陽氣）受到一些因素的影響而變緩慢，這些因素可以是因為飲食吃了太多的生、冰、冷，腸胃分布的血管因受寒而遲緩收縮，是陰氣的一種。表面上解讀，腸胃因溫度驟然下降，腸液、胃液及消化酵素的功能下降，腸胃蠕動也因此變慢；背後則表現出副交感支配腸胃系統的迷走

神經功能弱化，使得正常的腸胃蠕動變緩慢，或是工作、競爭壓力太過，使得交感神經的心、肝系統太過活躍，迫使血液循環集中在腦部，供大腦思考使用，於是供給腸胃系統的血液循環不足，而使得腸胃蠕動變緩慢。

中醫常說「思而氣結」，經常生氣、煩躁、暴怒，同樣的使得腸胃蠕動變緩慢，造成肝系統太強而致使腸胃系統因肝木剋脾土，而蠕動變緩慢，吃下去的食物相對於停留在腸胃系統的時間延長了，在胃的部分會表現出吃完食物以後容易胃脹、胃悶，感覺好像食物很久都沒有消化。由於卡在胃的關係：

● 有人會表現出胸悶、呼吸不暢的症狀。

● 有人會感覺痰很深，不太容易咳出來。

在腸道部分，會表現出食物的水分及營養素被腸胃吸收的時間因延長而變得乾燥；有病人就會表現出不太有便意，經常是兩三天，甚至一個禮拜才上大號的便秘情形；這些症狀，都是很高頻率發生在自律神經失調病人身上。

枳實、枳殼，有腸胃症狀的重要核心藥

《本草綱目》中記載：「枳實、枳殼，氣味功用俱同，功能皆能利氣，氣下則痰喘止，氣行則痞脹消，氣通則痛刺止，氣利則後重除，故以枳實利胸膈，枳殼利腸胃……三焦相通，一氣而已……」這兩味藥在中醫的方劑上，常常可以彼此視病情交互使用，是治療自律神經失調病患有腸胃症狀的一個非常重要而且核心的治療藥。

臨床運用的經驗，我認為枳實、枳殼有活化支配腸胃系統的迷走神經功能，這是直接對治腸胃蠕動緩慢現象；對於努力工作或經常生氣、煩躁、暴怒的肝系統太過活躍的人，導致他腸胃蠕動變緩慢的原因。《金匱要略》婦人產後篇提出了：由枳實、芍藥各等分為散，以麥粥調服成「枳實芍藥散」。治療腸胃蠕動緩慢所導致的腹痛，心裡煩躁，睡不好的病症，在此方劑選用芍藥的道理，就是因為芍藥在《雷公炮製藥性解》中記載：酸走肝，故能洩水中之火，因怒受傷之證，得之皆癒……治之以肝，正其本也。」

　　在臨床上，我常運用同樣的道理，處方將枳實、芍藥使用在自律神經失調、有腸胃脹氣、腹痛的病人。當門診中看到自律神經失調病人，已有腸胃脹氣、腹痛、腸胃蠕動緩慢病況很久時，中醫學認為氣卡在同一個地方時間久了就會產生「氣陷」的病理變化，表現在臨床的症狀，會出現胸悶、吸不到氣、常需要深吸一口氣才會舒服，因此我常會在枳實、枳殼外，加上「柴胡」這味藥。

柴胡

　　柴胡可以「提肝氣之陷，能提下元、清氣上行，凡胸腹腸胃之病，因熱所致者，得柴胡引清去濁，而病謝矣。」

　　臨床運用的經驗，我認為枳實、芍藥這兩味藥都與肝系統有關，不過芍藥偏於壓抑過於旺盛的交感神經來改善腸胃的症狀，柴胡則能偏活化支配腸胃系統的迷走神經功能。當然我們必須審慎的檢視自律神經失調病症，因為自律神經失衡時，長期交感神經系統處於太過的陽亢狀態，終於撐不下去而失調。

　　這意味著自律神經失調的交感神經系統，是處於衰弱的陽亢狀態，相對於即使沒有病的氣，仍是弱的。所以處方中用枳實、枳殼來行氣、通氣；柴胡來提下陷的氣，症狀固然能緩解或痊癒，但這兩味藥要能更有效或不傷害已弱化、不足身體的氣時，就一定要加上補氣的藥，才能讓這整個的治療策略更臻完美。

畫龍點睛的這幾味藥

　　補氣藥之中，以有國老之稱的「甘草」最為通用，除了補氣、尚有調攝的功能，生甘草稍有瀉火的作用，能適用於因為氣卡在腸胃不蠕動的虛熱狀態。那麼補氣出名的人參可不可以呢？

　　如果因為氣卡在腸胃不蠕動的熱厥症，病患抱怨口乾舌燥，要看「會不會想喝水」來止渴？如果不想喝水來止渴的病人，人參是可以使用的，因為人參入肺經屬金，而金生水，所以人身體內的津液雖受腎系統掌管，但上連於肺，所以人參有生津液的效果。至於口乾舌燥，會想喝水的病人，為熱厥症有火氣之人，處方上就應該加石膏、知母等降火的藥。

枳實、芍藥、柴胡、甘草這四味藥，就是鼎鼎大名的「四逆散」。已故的名老中醫張步桃，是海峽兩岸中醫界都推崇的《傷寒論》大師，學識淵博、病患眾多，是一位非常善用四逆散的中醫大師，他給了我不少的啟發。

自律神經失調比較容易緊張的病患

我將四逆散及其變化，加減運用於自律神經失調比較容易緊張的病患，的確常常得到很好的治療成效。由於手腳冰冷，氣卡在腸胃不蠕動，有時病人抱怨：「會嘔酸水。」、「右側肝的區會悶、脹痛。」甚至女性病人月經前乳房脹痛的情形明顯，我會在四逆散方子中多加香附、川芎、陳皮等行氣藥來加強治療效果，這組成方又名為「柴胡疏肝散」。

對表現出不太有便意，經常是兩三天，甚至一個禮拜才上廁所大便的便秘自律神經失調病患，治療策略一定要通大便，所以會加容易瀉肚子的大黃，來減少食物殘渣停留在腸胃道的時間。大黃的藥性有很強的通便效果，氣卡在腸胃不蠕動的同時，已經產生便

秘症狀，也同時意味著局部的血液循環變慢而導致瘀血。

　　這就是中醫所謂的「氣為血帥，氣行則血行」的道理，氣一旦慢下來了，血管外的水液體，因為沒有進入循環系統被帶走，於是乎到處在器官、組織間漫流；血管內的血液就形成病態。本草記載大黃也同時具有通瘀血的功能，這個功能應該是透過大黃刺激強化迷走神經的效果。

　　搭配降火氣的黃芩，及止嘔的半夏，而成為「大柴胡湯」，是手腳冰冷的自律神經失調病患，合併有便秘症狀非常合適的方子。若有便秘，則中醫診斷學依皮膚乾燥脫屑，腹部結硬，唇舌色暗沉等瘀血的症狀來做診斷。

　　清代《醫林改錯》作者王勳臣（清任）先生，創立不會瀉肚子的幾個祛瘀血名方，譬如「血府逐瘀湯」（枳殼、赤芍、柴胡、甘草、當歸、生地、川芎、桃仁、紅花、桔梗、牛膝），「膈下逐瘀湯」（甘草、枳殼、赤芍、五靈脂、當歸、川芎、桃仁、丹皮、烏藥、玄胡索、香附、紅花），兩者都是以四逆散為基礎，加

上活血化瘀行氣的藥物合併組成。「血府逐瘀湯」偏用於肺系統的血管和淋巴循環問題；「膈下逐瘀湯」則偏用於生殖泌尿系統的血管和淋巴循環不良的問題。

以上這些調治，呈現出在自律神經失調病患手腳冰冷的症狀下，背後還需要再診斷寒、熱，虛、實，氣、血等再細分的層次，同樣說明了為什麼自律神經失調的治療適合以中醫診療法為主的原因了。

胃口不好、吃不下
是治療自律神經失調第一個需要解決的問題

氣卡在腸胃不蠕動的病態，日久鬱而化火，就好像一座引擎在原地空轉，久而久之而產生內部耗損過熱一樣，在局部的地方就產生出腸胃悶、脹、痛、胃口不好、吃不下、嘔酸水等症狀。這雖然是自律神經失調諸多症狀之一，但也是令人懊惱無趣。四逆散，的確是可以改善腸胃蠕動，間接的緩解胃部悶、脹、痛等不舒服的症狀，但是如果自律神經失調的病人，表現出胃口不好、吃不下、吃東西感覺沒有什麼滋味的症狀時，也常常同時抱怨有早上醒來時口苦、喉嚨

乾、偶爾會頭暈。

小柴胡湯證

這在中醫的診斷歸類為少陽病，《傷寒論》記載：
「傷寒少陽證、往來寒熱，胸脅苦滿，不欲飲食、心煩
喜嘔、口苦咽乾、脈弦而數、舌苔淡白者。」

治療少陽病的主要處方，就是小柴胡湯。在《傷
寒論註，辨少陽病脈證病治》中記載：「傷寒五六日，
中風，往來寒熱，胸脅苦滿，默默不欲飲食，心煩喜
嘔，或胸中煩而不嘔，或渴，或腹中痛，或脅下痞硬，
或心下悸、小便不利，或不渴、身有微熱，或咳者，
小柴胡湯主之。」

從摘錄自古籍描述的「胸脅苦滿，不欲飲食、心
煩喜嘔、口苦咽乾、默默不欲飲食，心煩喜嘔，或胸
中煩而不嘔，或渴，或腹中痛，或脅下痞硬，或心下
悸、小便不利……」，根本就是自律神經失調的標準症
狀群，「默默」不欲飲食，就是情緒低落、精神抑鬱，
鬱鬱寡歡、興趣減少，覺得活著沒有意思，遇到事情
也提不起興致來。因為胃口不好、吃不下、食不知味

而體重下降，體重下降又成為自律神經失調病患的另一個「會不會有其他的毛病？」或者「難道是癌症」的擔心，表面上是腸胃的不舒服症狀，但其實背後蘊含著精神已經有抑鬱的問題，又可稱為小柴胡湯證。

小柴胡湯中用人參、大棗 12 枚，來加強炙甘草補氣的效果；用生薑來取代甘草乾薑湯中的乾薑，以加強胃部的消化功能、刺激食慾；半夏為協助生薑強化水的代謝及循環的功能；重用柴胡預防氣陷；黃芩清除原地空轉所產生心煩意躁等症狀。

半夏瀉心湯證

當自律神經失調病患覺得有乾嘔、噁心、胃部悶脹不舒服、有時也容易有拉肚子現象，其實就是「半夏瀉心湯證」較多。半夏瀉心湯為甘草乾薑湯的變方，因為病人從一開始氣卡在腸胃不蠕動，沒有即時用甘草乾薑湯在早期便解除較輕的病症，累積的胃液、胃酸，反而造成局部腸胃發炎。

由於病症的時間拖久，所以用人參、大棗來加強甘草的補氣；加黃芩、黃連來解除局部腸胃發炎的火

氣；加半夏來降低胃酸的分泌；如果乾嘔、噁心的症狀不明顯，而是以常打出有食物臭味的嗝，胃部的地方軟脹軟脹的，即使是在看診的那麼短的時間，也會聽得到病患腸子在蠕動嘰哩咕嚕的聲音，病患不必然會容易脹大肚子，此時就把乾薑的劑量減少，加生薑來加強胃的消化食物的能力；如果乾嘔、噁心、常打食物臭味嗝的上腸胃道症狀不明顯，而是以腸子在肚子裡嘰哩咕嚕的蠕動比較快，也容易常常拉肚子的病患，此時就將主要對治上腸胃道的半夏瀉心湯中，甘草的劑量加大，即是甘草瀉心湯，於是乎就轉成主要對治拉肚子的下腸胃道的症狀了。

如果上述的病症，由半夏瀉心湯證，轉為生薑瀉心湯證，再轉為甘草瀉心湯證，一直失去了黃金治療時間而轉為更虛的病態時，只能用含有赤鐵礦入藥的旋覆花代赭石湯（炙甘草、生薑、人參、半夏、大棗、代赭石、旋覆花）來長期調理治療了！

快樂藥，加味逍遙散

對於有貧血傾向體質的女病患，如果甘草乾薑湯

證，加上補血的生地、阿膠；滋潤的麻子仁、麥冬，用人參、大棗，來加強甘草的補氣，用桂枝強化心搏而成為「炙甘草湯」，對於皮膚乾燥、容易疲勞、大便秘結，常有心悸、胸悶的自律神經失調病患而言，較甘草乾薑湯等加減的方劑更適合。

如果四逆散證（甘草、柴胡、芍藥、枳實），或小柴胡湯證（甘草、柴胡、生薑、半夏、人參、大棗、黃芩），對有貧血傾向體質的女病患，在容易疲勞、四肢倦怠、頭暈、容易發脾氣、睡不好覺、情緒悶悶不樂的治療成效是比較差的。因此加入當歸以補強芍藥的補血作用，刺激腸胃蠕動的枳實，改為久服安魂、養神、延年的茯苓；加上清熱除煩的梔子、丹皮；就成了中醫師最常開立的「加味逍遙散」方劑（甘草、柴胡、芍藥、茯苓、當歸、乾薑、梔子、丹皮、白朮、薄荷）。

加味逍遙散對於治療情緒悶悶不樂的成效驚人，我常稱它為「快樂藥」！曾經治療好幾位更年期的自律神經失調病患，治療調理一段時候，狀況很好了，也就沒有再回診拿藥治療，再過一段時候，是女兒押著

媽媽來看診，女兒說：「賴醫師，你一定要繼續開藥給我媽吃，她只要吃你的藥，就不會生氣罵人、嫌東嫌西、唸這唸那的。」

我曾用加味逍遙散做人體實驗研究，發現：

加味逍遙散可以顯著的改善情緒焦慮、睡眠障礙等症狀，而也因此病患會覺得心情比較愉快，加味逍遙散是一個中醫師可以用來替代荷爾蒙補充療法的好藥，同時也是治療濕疹的一個好藥，自律神經失調的女性常常會有一些身體上的皮膚癢疹或是蕁麻疹或是濕疹，臨床上我用加味逍遙散加荊芥、連翹、羌活，也治癒了好幾位頸部、身體和手部的濕疹、癢疹。

我個人認為，運用加味逍遙散藥物組成的結構加減，可以反饋調節快樂中樞、睡眠中樞，以及支配心臟的迷走神經，這對病人來說，是很奇妙的痊癒。

第七章

睡眠障礙是自律神經失調的開始也是結束

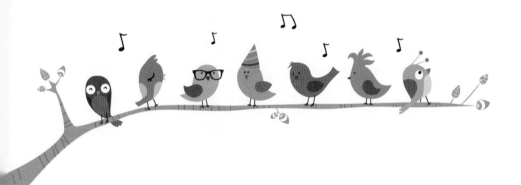

長期依賴安眠藥
椎動脈交感神經失衡沒處理

　　睡眠欠佳、記憶力減退、注意力不易集中的問題，原來竟是出在頸椎，這是很多人都意想不到的。

　　整夜睡眠，大致上可區分為動眼期、非動眼期兩種，每個睡眠週期約 90 分鐘，所以一夜共有 4-5 週期，從醒著要進入睡眠狀態首先是非動眼期，而非動眼期又再分為第 1-4 期，1-2 期算淺睡眠，3-4 期為深層睡眠，又稱為「慢波睡眠」，是一天辛苦工作後最重要的身體休養及恢復期。

　　深層睡眠階段腦部活動少，體溫降低，代謝低下，當深睡的 4 期變 3 期再變為 2 期時，就進入動眼期，動眼期雖也歸屬於睡眠的週期中，其實是負責整合人一天日間學習記憶，這階段腦部的活動大，交感及副交感神經也處在較不平衡的狀態。

　　如此一個睡眠週期後會再開始下一個週期，一般入睡後的前三個小時，大概是最難被喚醒的時間，因為那時大部分的時間在深層睡眠。而隨著接近清晨的階段，深層睡眠會逐漸減少，主要睡眠是第二階段的睡眠居多，以整個一晚的睡眠其實是以第二階段淺睡的睡眠佔 45%-60% 左右，而且愈接近清晨的階段，睡眠中進入快速動眼期睡眠的比例會增加。

　　快速動眼期主要是入睡的作夢中，表面看是在睡覺，但腦部還頂忙的，每個人每天晚上睡覺都會作夢，只是在睡醒之片刻是否還能記住？能記住夢境的人，會覺得整晚都在作夢或多夢睡不好，而不記得的人則說從無夢一覺到天亮。睡得好或不好，其實是非常主觀的感覺，主要是醒來那一刻，是否覺得精神飽滿、神采奕奕？有人會有「起床氣」，要不是醒來那一刻仍有難以抗拒的濃濃睡意，就是被吵醒依舊疲累到不行，感覺根本沒休息到。

　　如果是頸椎壓迫到椎動脈，引發交感神經病變，則屬於客觀、能被多指標睡眠測量儀檢查出來的「睡眠障礙」。而這類的失眠病患，往往成為長期依賴安眠

藥物的人，因為椎動脈的交感神經失衡，沒有得到直接處理的醫治。

治癒耳鳴，先從改善睡眠障礙開始

耳鳴絕大多數不是單一存在的症狀，常與聽力受損、睡眠障礙等症狀同時出現。無論是耳鳴很大聲，影響到睡眠，或是失眠、疲勞、憂鬱、壓力太大，讓耳鳴的症狀惡化，過去的研究與個人的臨床經驗都顯示，從提升睡眠品質的角度切入，是治癒耳鳴最有效率的做法。聲音來自物體的振動，是一種有能量的行進波，人的耳朵，尤其是小孩子，可以聽見每秒鐘振動 20 次（20 赫茲）到振動 20000 次之間的聲音，聲音可以在固體、液體或氣體中傳遞。

隨著傳遞聲音介質的不同，而有不同的傳遞速度，人聽覺的形成，是由外耳收集空氣中的聲波，中耳則將聲波轉換為振動向內耳傳遞，內耳耳蝸底膜的毛狀細胞、覆膜，則將接收到的振波進一步觸動聽覺神經，轉為神經衝動並依序傳入大腦皮質顳葉聽覺中樞形成聽覺。由外部的外耳、耳膜、聽小骨再到內部蝸牛體、

聽神經及腦部的聽覺中樞，其中任何部位故障就都會聽到鳴聲，也就是俗稱的耳鳴。

　　耳鳴是種在沒有外界聲、電刺激條件下，人耳主觀感受到的聲音，是聽覺功能的紊亂現象，也是聽覺分析器失去了對不適宜的刺激所產生的反應，包括了不同介質的振動、神經衝動；也因此說明了耳鳴的難治。

　　因為分不清楚是空氣、耳膜、淋巴液、神經衝動等，到底是哪一種介質出了問題？在哪形成病變？目前無法分辨或也沒有儀器可以檢查。持續的耳鳴，使人心煩意亂、坐臥不安，嚴重者可影響正常的生活和工作，也促使自律神經因興奮而使血管過度收縮不通暢，造成神經細胞進一步缺血壞死、萎縮及退化，形成周而復始的惡性循環，所以先減少惡化耳鳴的因素，尤其是失眠，成為首先可以減輕耳鳴病情的治療目標。

　　當然，導致耳鳴的原因，如外耳道耵聹栓塞、中

耳炎等引起的耳鳴，或是伴隨感音神經性耳聾病變如聽力的損傷，目前西醫療法有血管擴張、血流通暢、抑制血管過度收縮、神經營養及神經細胞復活增生等藥物；這些藥物可使神經細胞增生，或可對腦鳴、耳鳴有些改善。其他抗自由基、抗老化如維他命 C 及 E、硒及鋅等稀有元素，及大量的 B 群，也被證實對病情有治療效果。

　　但如果頸椎有壓迫到椎動脈引發的交感神經病變，則可能伴隨有暈眩、失眠的病患，往往是治療成效不佳，究其原因，則是其椎動脈的交感神經失衡原因被忽略掉，沒有直接處理的緣故。

睡眠出了狀況後的骨牌效應

「醫師，我的月經好像不太規則。」

「腸胃功能怎麼樣？有什麼不舒服的症狀？」

「最近的腸胃，越來越頻繁有脹氣的感覺，有時候甚至於整天都不太餓，沒有胃口。」

「睡眠呢？」

「我本來就是比較容易緊張的人，上班以後的睡眠品質比以前差，睡得比較淺，這個現象從上班到現在，也有一段時候了。」

類似的對話，是門診中詢問病情時常常有的內容，很多病人可能會以一個她認為最困擾的，或是最近才開始發生的症狀來看診。

我看著眼前的這位病人體型偏瘦，面容有些憔悴，眼睛雖無神，卻是機靈的轉動著，因此我選擇不詢問

她的月經相關病史問題，直接跳到自律神經失調可能相關產生的病症，於是發現她腸胃開始有些症狀了。

　　但是我真正想要問的是「睡眠」的情形，如果她的回答沒有睡眠相關的困擾的問題，我就會回頭再去詢問她的月經相關病史，與腸胃相牽連的問題。如果她有明顯的睡眠相關障礙，我可以確定她正處於自律神經失衡的狀態；月經的正常與否、腸胃的功能，其實都是先由睡眠出了狀況，無法修復後，所產生接二連三的失衡骨牌效應，而最糟糕的是睡眠的問題。

當輕微的睡眠失衡波及其他系統時

　　病人剛開始並沒有意識到「睡不好覺」的嚴重性，甚至認為只是一時間的睡眠障礙，可能過一陣子就會好；總認為是自己的個性緊張，或是對於工作的抗壓性太低，不會把「睡不好覺」當成一個病症及早就醫。但當這個一開始很輕微的睡眠失衡狀態擴及腸胃系統、甚至生殖系統時，若不及早矯正這些個失衡的狀態，這位病人恐怕撐不久了，很快就會成為自律神經失調的病患。

「醫師，我已經有一個禮拜睡不著覺了。」44 歲林太太，臉色白皙、沒有倦容，能清楚的描述病情：「原本我們夫妻還想要再生個老二，但幾個月前發現月經的量明顯變少，更困擾的是最近這一次月經完後，就滴滴答答的拖了到現在還沒停，二十多天了；而且最近腸胃脹氣很厲害，沒有胃口，整天都不想吃東西；還老覺得悶、經常有吸不到氣的感覺、做什麼事都提不起勁。」她一直很無助的說，顯現心中相當的恐慌：「我身體到底出了什麼問題？為什麼在西醫那邊做了不少檢查也沒有發現？婦產科、心臟科的治療也不見效，我也聽話的調整一些生活作息、飲食習慣，不過這些努力好像也沒有效。」

這算標準、已經發展為自律神經失調的病患，我心想幸好她現在來就診，她只要按照我的建議及治療，要將她從自律神經失調的泥沼中拉回來並不困難。我遇過太多令人傷感的個案，因自律神經失調被延誤治療，影響甚至傷害到其他的組織器官，以至於病情轉變複雜。倘若病程中，病人又服用了大量的鎮靜劑、安眠藥物、荷爾蒙藥、心悸藥物等，這就好比是被蜘

蛛網擭獲的昆蟲，越用力掙扎蜘蛛絲糾纏越緊。

常有病人來找我看診時，已經使用了一堆的藥，拖著無力掙扎反抗的一身疲憊，像飄蕩的遊魂般出現眼前，我看到病人努力的嘗試希望讓自己恢復健康，但方法用錯，使生命之火如風中殘燭。身為醫者，我心中自是很痛的！發心寫這一本書，是不希望努力想治好自己的病患，繞行太多太長的冤枉路，卻一再延誤了自己的病情。

我不喜歡病人看診後和看診前感覺到一樣的無助，因此治療調理時間，盡可能治療後不超過兩個禮拜，就要有部分症狀解除或緩解的有感，整體的治療先設定不超過三個月，給病人一個期盼——在醫病的充分了解與合作下，病情是可以得到控制與進步的。經常在疾病的治療期，病情時好時壞、起起伏伏，病人情緒很容易受到負面的社會事件、家人或朋友過多「善意」騷擾，因而退步或打折了進步的療效。

我當然希望看診的病人都像林太太，接受治療的第三天，滴滴答答二十多天的月經停止了，而且帶著信心告訴醫師：「雖然胃口還沒有恢復得很好，但腸胃

脹氣、胸悶、吸不到氣的感覺，比過去一個禮拜好很多。不過睡不著還是睡不著，過去一個禮拜只有兩天睡得比較好。」

為什麼我喜歡治療像林太太這樣的病患？因為往往不出一個禮拜，遵守醫囑讓她的病情有明顯、有感的改善，便有信心支撐她坦然面對後續的療程。再一個禮拜後回診，她笑嘻嘻的告訴我：「胃口改善了，腸胃脹氣雖然還會時有時沒，但是比起以前好太多了！睡覺有比較好睡，只是覺得還是比較淺眠。」在治療過程中，當然不可能來求診的病人，個個都能如自己或醫師的預期進步，彼此都很滿意；但對於掌握病人病情全局的我，已開始將她一步步的從自律神經失調困境中拉了出來。

太多的臨床經驗證實，自律神經失調病患的胸悶、呼吸不到氣、腸胃脹氣、拉肚子、便秘、頻尿、月經血崩或是滴滴答答、頭痛、眩暈、肩頸僵硬痠痛、全身莫名其妙的痠麻等，在治療的過程中，或先或後、或快或慢的緩解，甚至消失，唯獨睡眠障礙最慢被完全治癒，而有些病人因實在太長期依賴安眠藥，每天

仍需要意思意思服用八分之一的安眠藥量，無論是個性使然、或是體質因素、或是生活作息的習慣、或是環境的影響，我個人認為——

　　　　　　　　睡眠障礙是自律神經失調最核心的症狀，睡眠障礙既是發生自律神經失調的先期指標，也是治療自律神經失調的成果評估指標！

睡眠障礙真的那麼重要嗎

　　從生理學角度來看，睡眠是我們身體一個時間到了就要休息的「養精蓄銳」節律行為，睡眠具有活化、中和過度使用的組織或器官；修復日常生活或工作中所承受的身心壓力、從挫折中再站起來的功能，所以睡眠是身體非常重要的保護機制。

　　我們小時候無須面對工作壓力、人際關係經營，也沒有那麼多理想、面子問題、虛榮心、貪婪逐利的追求。親自帶小孩長大的父母都曾有過這樣的經驗，

可能小孩吃飯吃到一半、洗澡洗到一半、遊戲玩耍到一半，前一刻還瘋狂的在追趕跑跳碰玩得不亦樂乎，突然就像被拔掉插頭似的沒電了，累了立刻或趴或躺香甜酣睡。一覺醒來，又是精力旺盛的頑皮小搗蛋。

　　隨著長大成人，有越來越多的心思千百轉，睡眠於是無形中悄悄的變差了、變淺了、變得沒有像小時候那麼有效率、累了就二話不說，痛快的去養精蓄銳呼呼大睡。大人的這種無法獲得充足的睡眠，是一種很不愉快的經驗。已經有太多的科學研究顯示，無法獲得充足的睡眠，將可能會造成情緒躁動不穩、脾氣變差、身體各處容易有疼痛感覺、白天警覺性差、倦怠、容易發生意外或情緒低落。

　　在我的《中西醫併治‧夾擊乳癌》書中有談及睡眠障礙，嚴重時會影響身體而營造出一個適合於癌症細胞生存的環境。在台灣可能有超過 150 萬人有睡眠障礙的病症，影響層面牽涉甚廣；因此可知我為什麼在臨床上特別重視睡眠障礙的問題。

　　有些病人來初診會抱怨：「晚上有睡跟沒睡差不多，很累，白天總是覺得好疲倦、做事或參與社交，

沒精力，想努力工作，但注意力不集中、心有餘力不足，情緒不容易控制，常常會動不動就生氣、很煩躁、不安⋯⋯」

面對這些病人，每次回診時，我都會先問：

「覺睡得好不好啊？」

「會不會不容易入睡？或是都睡得很淺？」

「半夜還容易醒嗎？或早上太早就醒來？」

「睡醒後沒有充了電的感覺？」

先撇開是否有其他壓力及心理上的挫折等等因素所導致的自律神經失調，單是長期、持續的睡眠障礙這一項，就能引發自律神經失調，西醫的藥物治療（Zolpidem、Zopiclone、Zaleplon、Benzodiazepine hypnotics、Antidepressants、單用或合併使用）可明顯而有效率的改善睡眠不好的病態，但卻由於服用的依賴性，及可能有頭暈、夢遊等副作用，我個人的淺見，是要先去除掉影響睡眠的環境、個人行為等因素。中醫療法中特別是針灸，是治療自律神經失調及睡眠障礙最佳的選擇。

我曾經為了尋找最有效率治療睡眠障礙的方式，

做了一系列的研究，整理千年來治療睡眠障礙的中醫療法及針灸穴道，在此和大家分享：

　　明代的中醫張介賓，在整理了中醫歷代的古籍及他個人的臨床經驗後，出版了一本中醫師必讀，非常重量級的《景岳全書》，在《景岳全書‧不寐》篇中提到睡眠障礙：「不寐證，雖病有不一，然惟知邪正二字則盡之矣。蓋寐本乎陰，神其主也，神安則寐，神不安則不寐，其所以不安者，一由邪氣之擾，一由營氣之不足耳。有邪者多實證，無邪者皆虛證，凡如傷寒傷風瘧疾之不寐者，此皆外邪深入之擾也。如痰、如火、如寒、如水氣、如飲食、忿怒之不寐者，此皆內邪滯逆之擾也。舍此之外，則凡思慮勞倦驚恐憂疑，及別無所累而常多不寐者，總屬真陰精血之不足，陰陽不交而神有不安其室耳。」

　　文中所提及導致睡眠障礙原因及治療方向，在「凡思慮勞倦驚恐憂疑，及別無所累而常多不寐者，總屬真陰精血之不足，陰陽不交而神有不安其室耳。」這段中的「陰陽不交」，而「神有不安」，就是自律神經失調的病態狀態。病患之所以不由自主的害怕、心悸、

焦慮，雖沒有什麼壓力或值得擔心的事情，也仍然老是睡不好，那是因為「真陰精血之不足」。

　　所謂的「真陰精血」可以視為父母先天所遺傳下來的基因跟體質，是營養大腦中無意識自律神經系統的根基，一旦真陰精血耗竭，會使得魂魄無法收攝為我們所控制。所以中醫的治法，就不像西醫以藥物鎮靜神經的觀念與做法，而是用中醫療法去補「真陰精血」。當真陰精血補足了，人的魂魄、心神，也就穩住、安定了，自律神經系統也因此回到原來運行的軌道上。

補足「真陰精血」的方法

我所用的補足真陰精血方法有二：

一，減少心神的耗散

　　《靈樞‧本神》記載：「心怵惕思慮則傷神，神傷則恐懼自失……」，又說：「思則心有所存神有所歸，正氣留而不行，故氣結。」意思是說，你一直在想身體的不舒服，一直在想為什麼不會好，一直在想為什麼

有毛病檢查不出原因來的時候，我們人的心神，都會
貫注在這些負面的事物上，身體的自律神經系統、免
疫系統（即中醫學所謂的正氣），就會一直不斷的尋找
那些不存在的毛病，試圖快點將這些不舒服修復，使
得這些正向的能量，一直在原地打轉造成「留而不行」。

　　所以這種氣在原地打結，中醫稱之為「氣結」，但
由於身體一直沒解決這些不存在的毛病，終至能量耗
盡，持續警覺、堅持的心神終於潰敗而「傷神」。心神
一旦不安，各種的情緒都將無法一如正常時被控制住，
於是悲傷無助的情緒跑出來，更惡化了體內消磨殆盡
的正向能量而造成「氣消」，悲傷使得代謝明顯下降，
更惡化了體內原本持續在消磨殆盡的正向能量。

　　當恐懼的情緒跑出來，使得身體為了生存下去，
氣血循環優先保護大腦、心臟、肺臟等肚臍以上，與
生存有關的器官；於是肚臍以下的氣血循環不足、或
是不太動了，氣於是越不流暢，更惡化了體內原本就
一直在原地打轉的「氣不行」，氣結越繞不出來，便在
原地消磨殆盡。

　　沒來由的怕東怕西的情緒也跑出來了，使得身體

裡面氣亂，一下子覺得心悸、一下子是胃脹、胃痛，一下子又是肩背僵硬痠痛。這也就是我為什麼前文要求自律神經失調病患，需要多開口發聲唱歌，轉移心神焦慮的理由了。來找我看診的病人，只要願意認真踏實地去做我交代的功課，氣結、氣消、氣不行、氣亂，這些情形就會越來越少，如此一來，針灸用藥後的療效，不會因為前述的因素而打折，當然治療結果、恢復情形，就會更穩定和迅速。

二，補足真陰精血

最重要的第一個步驟，就是將已經失序的腸胃功能調整回來，中醫認為先天是父母給的體質，其實不太能夠改變，能改變或影響人一生健康的，是攝取身體所需各種營養素的腸胃系統，所以有所謂的「脾土為後天之本」說法。若是「脾土運化不良」，將無法從吃進去的五穀雜糧、魚、肉、蔬菜、水果中，抽出其中蘊含的精華來作為真陰精血的原料，那麼要補足真陰精血就真的是緣木求魚了。

　　自律神經失調的病患，無論是腸胃系統原
來就已經不好，或是因為自律神經失調以後產生的胃
脹、胃痛、不想吃、胃口不好等症狀，或是根本就還
沒有腸胃的症狀，但在治療的策略上，我一定會為主
或為輔的，選擇胃經與脾經這兩條經絡的穴道來做針
刺治療。

　　足陽明胃經起始穴就是承泣穴，此穴我們在眼針
的部分有談到，是治療反饋動眼神經副交感的重要穴
位。地倉穴在上下唇結合邊，是我常用來治療反饋迷
走神經、顏面神經及三叉神經，用以治療胃腸功能等
副交感神經失調的病症；頰車穴在上下齒咬緊時，隆
起的咬肌高點處，是我常用來治療反饋顏面神經及三
叉神經，用以治療口水分泌不足、口渴等副交感神經
失調的病症。

地倉穴

穴位在嘴角邊，意喻大地所產食物皆由口入，如糧入倉庫，故命名地倉。

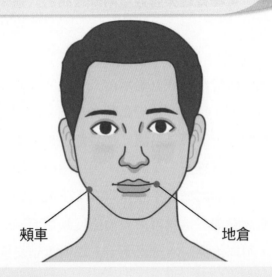

頰車　　　　　　　　　　地倉

頰車穴

頰指的是臉頰，車字寓意是牙床，穴位在臉頰近下頜骨，咀嚼肌高點處。

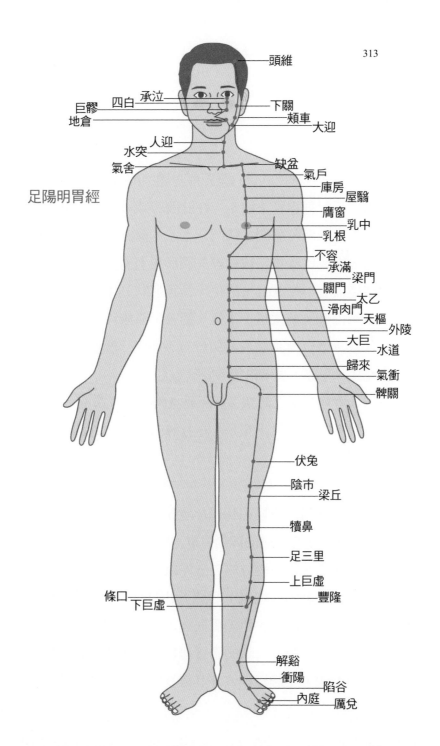

頭維

承泣　下關
巨髎　四白　頰車
地倉　　　大迎

人迎　水突　　缺盆
氣舍　　　　　氣戶
庫房
足陽明胃經　　　屋翳
膺窗
乳中
乳根
不容
承滿　梁門
關門　太乙
滑肉門　天樞
外陵
大巨　水道
歸來　氣衝
髀關

伏兔

陰市　梁丘

犢鼻

足三里

上巨虛
條口　下巨虛　豐隆

解谿
衝陽　陷谷
內庭　厲兌

胃經在腹部的循行是距離身體中線旁約 3.5 公分左右，平行直線往下腹走，在肚臍旁或以上的部分，有不容、承滿、梁門、關門、太乙、滑肉門、天樞等穴道，主要以治療自律神經失調病患有胃痛、胃脹、胃酸逆流、不想飲食、消化不良等症狀為主；在肚臍以下的部分，有大巨、水道、歸來、氣衝等穴道，主要則以治療自律神經失調病患有下腹痛、腹瀉、不孕、頻尿、月經不調、白帶等症狀為主。

脾經在腹部的循行是距離身體中線旁約 10 公分左右，平行直線往下腹走，在肚臍旁或以上的部分，有腹哀、大橫。

在肚臍以下的部分，有腹結、府舍、衝門等穴道，其針刺作用與胃經相類似，這些古籍記載治療的症狀描述，與迷走神經的解剖位置一致。

我臨床常用透針的方式，以一根針穿透過幾個穴道來加強針刺的療效；選擇下針的原則，就是依據傳統的針灸理論及主治記載與迷走神經的解剖位置合併考慮。自律神經失調的腸胃病症往往都可以在治療的一個期間，陸陸續續改善其嚴重的程度，當然被治療

足太陰脾經

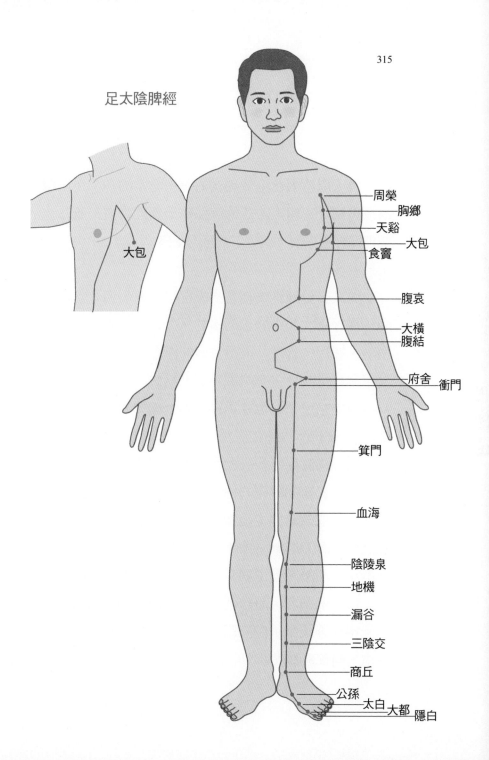

大包

周榮
胸鄉
天谿
大包
食竇

腹哀

大橫
腹結

府舍　衝門

箕門

血海

陰陵泉
地機
漏谷
三陰交
商丘
公孫
太白　大都　隱白

好了後，能夠因此享受美食的病患非常的多。在這個治療策略下，病人才能夠確保補足真陰精血，並為治癒自律神經失調，奠定了治癒的基礎。

　　前文曾提到膀胱經是治療自律神經失調非常重要的一條經絡，其中臉上的攢竹，後背的肺俞、膈俞、膽俞、魄戶、膏肓，大腿後側的浮郄，是常用來對治自律神經失調合併有睡眠障礙的病患。胸鎖乳突肌、斜方肌針刺療法，也是透過緩解緊繃的頭皮筋膜，來輔助改善睡眠障礙病症的常用針刺療法。

　　但如果能夠再多搭配胃經與脾經的穴道針刺，能更大幅改善睡眠障礙的治療成效。探究之所以能有較好的治療成效原因：是膀胱經相關穴道的針刺，胸鎖乳突肌、斜方肌針刺療法，甚至耳針、頭皮針、眼針等療法，回饋調整了副交感神經的動眼神經、顏面神經，及舌咽神經，而針刺胃經與脾經在腹部的穴道，等於再補強調整了副交感神經剩下的迷走神經，於是產生大幅改善的效果。

睡眠障礙，用針急效
用藥斷根

睡眠障礙，絕對是治癒自律神經失調病患最後的「收尾」症狀！

自律神經失調的睡眠障礙，是長期自律神經失衡、加上腦力耗損的結果，治療是一個漫長的修復過程，針刺療法可以幫助病人當天、或甚至針完能當下睡著的顯著療效；但還是需要經過辨證論治的中藥加以配合，才能有機會完善痊癒。

酸棗仁湯

睡眠障礙的修復過程，有時睡得很好、有時又睡

得不怎麼好，起起伏伏。我過去的研究發現，加味逍遙散有幫助縮短入睡時間的效果，而在服用一個月「酸棗仁湯」後，平均可延長一小時的睡眠時間。

酸棗仁湯在《古方藥囊》中記載適用於「平常體弱之人，心驚而急，不得眠者，本方正證也。」日本中醫醫家矢數道明在其著作《漢方處方解說》中，描述以常常沒有元氣、胸中常覺苦悶、神經衰弱、盜汗、健忘、驚悸、心悸亢進、眩暈、多夢等的病患的體質為主。

溫膽湯

一樣治虛煩不得眠的溫膽湯；不同於酸棗仁湯病理機轉主要是膽為清淨之腑，無出無入，寄附於肝，與肝相為表裡；肝藏魂，夜臥則魂歸於肝，膽若有邪，豈有不波及肝。溫膽湯純以二陳、竹茹、枳實、生薑和胃豁痰，破氣開鬱，方中並無溫膽之藥，而以溫膽名方，是以膽為甲木，欲得其春氣溫和之意。

因此臨床診治時，由有沒有胃症的不適，來判定兩者用藥是一個不錯的方法，沒有胃症的虛煩、失眠，

用酸棗仁湯。溫膽湯證若再加酸棗仁、黃連時，可更增強穩定夜寐不寧，或見異物，致心驚膽懾等神經興奮症。

　　但如果女性合併症見白帶，乃是濕盛而火衰，肝鬱而氣弱，致使脾土受傷，濕土之氣有下陷疑慮，溫膽湯中的竹茹、枳實，酸棗仁湯的知母不宜使用，且酸棗仁減量，而主要以白朮、山藥重用為君藥，大補脾胃之氣，稍佐以柴胡、荊芥疏肝之品，使風木不閉塞於地中，則地氣自升騰於天上，脾氣健而濕氣消，且魂安自無失眠之患。

　　此外，專治心、脾，氣血兩虛而心悸、易受驚嚇、健忘、失眠的有「歸脾湯」；專治虛火內動而心悸、睡眠時間短的，有「天王補心丹」；能鎮靜安神功能的有「柴胡龍骨牡蠣湯」；專治情緒不穩定、呵欠連連的「甘麥大棗湯」；專治心中煩、睡不著的「黃連阿膠湯」，這些都是中醫師依辨證論治原則的處方用藥，是我個人認為目前最理想的失眠療法。調理時間少則三個月動輒半年，自律神經失調的病人務必一定要有耐心！

醫生也醫不好的睡眠障礙

有些自律神經失調的病患愛喝茶或咖啡，感覺比較有精神，因此頗為依賴。基本上茶或咖啡我是不反對喝，但是由於自律神經失調的病患往往身體的代謝都比較慢，如果下午喝的話，有的人會影響到晚上的睡眠，所以這一點自己一定要稍微做些評估。我的建議是中午之前可以喝咖啡或茶，過了中午，原則上就不可以再喝，以避免晚上不容易入睡或者是睡不沉、睡不好的情況，這是因為茶或是咖啡中的咖啡因，因為代謝比較慢會影響到睡眠的品質。

睡前的一到兩個小時，不可以看電視、打電腦、滑手機……用所有的 3C 產品，這一點是現代人很難克制、很容易犯的禁忌。我在書中有提到，我們的自律神經系統所收集到的資訊 70% 來自於視覺，而所收集的視覺資訊又以螢幕是由許多小光點所組成的影像，3C 產品為最消耗視覺收集資訊的能量，無論其潛在的強光直接刺激著視網膜，或是這些小光點由於動態的關係，不斷的、快速的轉化，眼睛的瞳孔、調節瞳孔

大小的肌肉、不斷忙碌的牽動眼睛上下左右的相關肌肉群快速工作，這種與看書的桌燈間接光線、翻頁、翻行的眼睛移動速度，是非常不同的。這種在睡前大劑量刺激交感神經系統的活動，當然持續刺激「陽旺」，而有陽（交感神經旺盛）不入陰（副交感神經主導）的睡眠問題，當然就會產生。

建議晚上不要吃水果，基本上水果是生的，大多有利尿的作用，吃的時機極為重要。一般而言在早上吃是金，中午吃是銀，到了晚上吃就形同「廢鐵」！尤其有一些自律神經失調的病患，常常有頻尿的問題，如果不改掉晚上吃水果的習慣，則晚上因為尿脹、尿頻而起床小便次數增多，影響到睡眠的情形是很難改善的。

這些看似是日常生活中不以為意的行為，卻往往是醫生也醫不好的破壞良好睡眠罪魁禍首，有些會影響甚至傷害個人健康的生活習慣，個人自己不把持分

際，再有心幫忙的醫師，也只是徒勞無功！

幫助睡好覺的功課

　　前面的文章，曾提到氣卡在腸胃不運轉時，血液循環打不到四肢的末梢，而產生手腳冰冷的症狀，是自律神經失調病患常見的症狀之一。在還沒有得到合適治療前，我主張的病人功課，應該持之以恆要做的，知易也行易：

睡前泡澡

　　泡澡，顯然是強迫四肢末梢血液循環好起來的最佳方法，間接的就會幫助卡在腸胃的氣能夠運轉；而且泡澡能讓身體最大感覺器官皮膚的淺層血管舒張，能回饋副交感神經，這與我自律神經針刺療法的多針淺刺，是一樣的道理。睡眠是身體恢復機能修復的重要過程，是副交感神經主導的防毀滅程式，因而睡前

泡澡有引導、加速進入副交感主導修復的功能。睡前
泡澡時，多半心情是輕鬆愉快的，很多人不自覺的就
唱起歌來，讀者朋友何不也試試這便宜、又能反饋快
樂中樞的享受。

快走或慢跑，是補氣大法

養成每天快走或慢跑的習慣，每次運動後，心跳
需達到每分鐘 120-130 下，並且持續約 20-30 分鐘。如
此一來，全身充滿帶氧血，代謝廢料能快速排出，治
療自律神經失調最重要的肺系統，開始重新運轉，有
機會讓下沉的「氣陷」能重新翻轉。

快走或慢跑，是比泡澡更直接用心臟將血液循環
打到四肢末梢的運動，各系統混亂的氣結，有機會重
新順整起來。過去的研究顯示，快走和慢跑後的輕快
感與體內所產生的腦內啡有關，這種與嗎啡類似的作
用，令大腦感到極度的快樂。這也是平日都有在運動
的人，當一段時候不運動就覺得全身不對勁、不舒服，
就是腦內啡在作怪的緣故。

不過不用擔心，這是體內自己產生的類嗎啡分泌

物，不但沒有副作用，常常刺激會產生有益身、心、靈的健康，對於平日就有在快走或慢跑的自律神經失調的病患，或是從來看我的門診，就開始聽我的話，做足快走或是慢跑的病人，要治癒他的自律神經失調的病態的時間，相對都短很多。這是我行醫多年，所發現一個最便宜、最佳反饋快樂中樞的活動，而且效果之強，無法用其他可以幫助自律神經調節的瑜伽、冥想，或是靜功等方法可取代的。

漱「玉津天水」

　　玉津就是口水，在中醫學又稱「天一水」，既然玉津天水不過就是口水，有何玄妙之處讓古代名醫如此推崇？臨床對於口渴不斷需要喝水的病人衛教多年，發現漱「玉津天水」確實是個好方法，也是治療自律神經失調婦女口乾舌燥，或是乾燥症很好的療法。

　　這個功法需要用舌頭在口腔和牙齒、牙齦間上下左右前後攪拌，而這個攪拌動作的過程，就是對副交感神經舌咽神經最直接的刺激。這方法我是從《醫學心悟》這本書中學習領會的道理，我認為也可以當作

是功法之一。這方法也常常運用於對容易被蚊子咬、容易有蕁麻疹、酸性體質的婦女，是增加代謝、清除體內悶燒火氣的一簡易方法，只要是不講話的時候隨時都可以做。

操作方法

- 全程嘴巴都是閉合著的。
- 首先將舌頭伸出牙齒外，由上面開始，由左向右，慢慢撫擦牙齒、牙齦，一共轉 12 圈，再由右向左轉動 12 圈，將口水含在口中。
- 舌頭接著在口腔中繞行上下顎轉動，左轉 12 圈後，再右轉 12 圈。
- 此時已有大量口水在口腔內，每次僅小心的吞一小口，好像極珍貴的津液，然後感覺這一小口的口水，沿著食道慢慢滲入胃中，整個胃因而暖和起來，好像在冬天的寒風中喝口熱薑湯，全身都熱起來般舒暢，待舒暢感慢慢將退去，再吞下一口口水。

「內八段錦」

我在陽明大學醫學院教『中醫與現代』的課，是一門滿熱門的課，陽明大學甚至將我的這門課推薦給台灣聯合大學系統，所以在我退休前的五六年，幾乎都是陽明大學、交通大學、政治大學，或中央大學同時有超過百餘學生選我的課。

這門課之所以頗受學生好評的理由，除了教中醫理論外，還會連帶教各種中醫的食療、養生，使得大部分沒有接觸過中醫的大學生，能夠在最短的時間裡，對中醫有所認識，而且可以親自一試，去感受中醫療法對於他們健康所帶來的好處。其中有兩個小時的課，是在講中國醫藥大學創辦人陳立夫先生的「我怎麼會活到一百歲」，並教導照顧立夫先生晚年的秦太太，親自口授的「內八段錦」。

立夫先生到 100 歲的時候仍然耳聰目明，我認為這和他老人家能持之以恆的做「內八段錦」功法，應該有非常直接的關係，以下所挑出來的動作，都是直接的反饋副交感神經所支配的感覺器官。中醫常講「陽

常有餘，陰常不足」，而這些反饋副交感神經的動作，
就是一個很好「補陰」功法，能夠抑制現代人常交感
神經太過旺盛的「陽常有餘」。

「內八段錦」的動作如下：

頭

- 兩手蓋住耳朵，再以食指中指打擊腦後百下。
- 雙手食指及中指在兩側太陽穴摩擦百下，這動
  作同時可以刺激頭部的穴道，並且可以鬆懈因
  為壓力或是用眼、用腦過度的緊繃頭皮。

眼

- 兩手掌先搓熱。
- 兩手蒙住雙眼，想像手掌裡的熱力感覺慢慢穿
  透入眼球，眼球上下左右轉動百下。
- 手掌有時可稍微施一些壓力，將眼球按壓兩三
  秒，此動作不但可以鬆解緊繃的眼輪匝肌、帶
  動眼球的周邊肌肉群，而且可以刺激眼周附近
  的穴道。

耳

- 兩手蓋住兩耳，開合百次。
- 以兩手食指按住雙耳的耳腳輪，按壓、放開百次。
- 以雙食指插入雙耳孔，轉旋百次。

鼻

- 雙手食指在鼻子兩邊上下摩擦百次。

耳與鼻的功法，對於有耳鳴、眩暈，或者下鼻甲肥厚等症狀的自律神經失調病患，尤其有效。

胸、腹部

- 以右手在右胸、左手在腹部，一起轉圈百次。
- 以左手在左胸，右手在腹部，一起轉圈百次。

腰

左右兩手同時上下摩擦腰部共百次。

腿與腳

● 雙手摩擦左右兩大腿及小腿各一百次。

● 右手摩擦左腳心，左手摩擦右腳心，各一百次。

胸、腹、腰、腿、腳的功法，就是刺激全身最大的感覺器官皮膚，讓受各部位的自律神經支配的地方，血液循環得以改善，且也涵蓋了大部分自律神經失調中醫師所要針刺的經絡循行部位。

放下，旅行去吧

在看診過程中，導致自律神經失調的原因，可能是至親或是好友遭逢巨變，或生離死別；可能是職場長期累積下來的壓力無法宣洩；也可能是長期家庭中的夫妻或是婆媳之間的緊繃、甚至家暴。在日常生活中，可能觸景生情，可能甩脫不開，必須咬牙繼續面對、承受壓力，這些其實都不利於自律神經失調病患的治療跟恢復，所以不妨一切都先放下吧，疼惜一下自己，脫離這一切讓人喘不過氣的環節，去旅行一趟吧！

來趟一兩個星期的旅行，完全拋開日常生活的瑣事、工作上的規劃，就單單純純的轉換環境，來趟不

受俗事纏身的放鬆旅行，讓整個一直緊繃的交感神經旺盛狀態放鬆或暫時停頓下來。這將大大幫助正在接受治療自律神經失調病人的恢復速度。

　　這是一個尋找，或者是補償自己失去某些東西的最佳方法，呼吸不一樣地方的空氣，品嚐不一樣味道的食物、遊走在不一樣的土地風貌上……個人覺得這些過程，都給了我很大的啟發。記得有一次搭遊輪旅行十多天，船一離岸就音訊全斷，外界完全無法與我聯絡，我想到什麼事也完全無法及時的交代學生或是助理去做，這對我平日忙碌到不行而言，是一種與世隔絕、非常奇怪、或者算是奇妙的感覺。事實證明，十多天回來後，這個世界也沒有因為我去旅行而發生巨變；常常個人的壓力，是來自於自我的放不開、不鬆手，覺得世上若少了我的「操心」，將何以自處？

　　在我寫《中西醫併治‧夾擊乳癌》這本書中，我的一位乳癌病人賈愛華教授，提到她在乳癌的治療過程中極為痛苦而想到出國參加研討會，她的論點是：「我一直很努力的在台灣的學術界努力工作、研究，日常生活的環境中一定是缺少了一些什麼元素，或許無

法真正了解那些元素是什麼，但如果我到其他的國家去，或許能夠去補回部分那些所失去的元素。」她這份堅持與做法的論點，滿新鮮的，不過在經過我的治療，以及她努力的結果，乳癌預後良好。

從中醫的宇宙觀點來看待這件事情，我認為中醫治療的是人體的小宇宙，而我所謂的旅行，就是用大宇宙的時空來幫忙治療我們身體這個小宇宙，中醫的這種大小宇宙的觀點療法，其實是最適合自律神經失調的療法了。

後記

快樂源自於
眼、耳、鼻、舌、身、意

　　眼、耳、鼻、舌、身、意，那不就是佛教中所講的「六根」嗎？

　　沒錯，但我不是在傳教！

　　自律神經失調的病患，無法察覺或是不能夠理解，這一切檢查不出原因的不舒服，都是假的！都不是身體長什麼腫瘤，也不是一個真正需要、或是能夠用西醫療法容易治癒的病；其實是存在我們身上，至高無上，控制著我們生命跡象的無形主宰，亂了方寸。

　　生命的主宰大腦，撐了太久了，沒有精力再承受大量由身體各種感覺器官所收集進來五花八門的資訊，加以準確運算及分析。這人身至高無上的主宰，長期

面對壓力、面對夜以繼日工作，已經孜孜不倦太久、太久了，沒有輕鬆過，舒服快樂的感覺，被遺忘、丟失了。

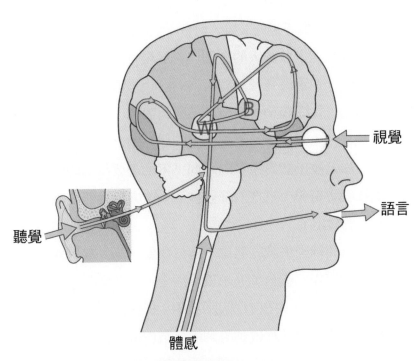

視覺

語言

聽覺

體感

B：語言運動區
W：語言感覺區

　　我們大腦的設計，是必須要有快樂，才會願意繼續再承受壓力，再繼續工作。所以獎賞是人類社會進步的重要動力機制，小孩做對了一件事情，或考試進步了，給他拍手讚美、給他小禮物或糖果，都會使孩子雀躍，下次更努力、更加油。成人職場的各種獎金制度，再實質不過的鼓勵，何嘗不也如此？

　　社會上大多數人的企圖心，展現在追名逐利、建功立業；在汲汲營營鴻圖大展的背後，犧牲自己的家庭生活、休閒娛樂，甚至身心靈的健康。有人寧可少賺些錢，生活小康、溫飽無虞就好，過自己想過的日子；願意撥出能力所及的時間，幫助需要幫助的人，施比受更有福，這樣的舒心快活，讓人願意無償繼續努力的付出。

　　自律神經失調的病患，對自我要求高，或只知道全心拚工作，或執意追求事事周全，不斷堆疊的壓力宛若高牆碉堡，把自己囚困其中，把快樂拒於門外。終於迫使自律神經啟動失調的抗議程式，讓身體感受到一堆無可言喻的不舒服。因此我在對治自律神經失調病症的過程，一定要重啟病人的眼、耳、鼻、舌、

身、意，喚醒視覺、聽覺、嗅覺、味覺的再生。自律
神經失調的病人，總有太多羈絆纏繞，忘了生活中有
不少唾手可得的美好小確幸。

　　還記得讀大學時，在鹿谷喝的一次凍頂茶，回到
台中仍然回甘的喉韻，竟然在三十多年後的今天，讓
我仍然印象深刻。我的研究工作、教學、看診，非常
的忙碌，疲憊之餘並不太交際應酬，當然也就不喝
酒。但近幾年來，一群好友在聚餐時，分享品紅酒的
樂趣，看似不就一杯紅酒，但從葡萄孕育生成當年的
雨水天候、酒莊的功力、典藏的酒齡，都蘊含了不同
季節、果香、製程的奧妙，這樣的經驗，何嘗不是生
活中的一種品味與快樂。

　　台灣咖啡豆的烘焙技術世界一流，我曾經用上好
的咖啡豆虹吸法，煮咖啡給我的弟弟跟弟媳喝，那杯
咖啡的香醇，令他們非常的驚訝，從此他們不再喝加
奶或加糖的咖啡，因為那就掩蓋掉了好咖啡所呈現在
我們感覺器官中，所能感受到截然不同的樸實真風味，
沒有多餘的添加物干擾，那種美好，是種原汁原味驚
豔的感動，是會讓人記憶長存，回味起來，嘴角都忍

不住上揚的快樂。

　　離家求學、工作，走得再遠、再久的異鄉遊子，一輩子魂牽夢縈、無法忘懷的，是家鄉美味的記憶；去年去義大利遊玩，一位當地的導遊說：「我超愛台灣的美食，有一次到台灣，一下飛機就直接殺到鼎泰豐，當吃下第一顆小籠包時，那種滿足與如願以償的快樂，讓我當場流下眼淚來。」

　　套句美食家好友的話：「好的食物是有靈魂的，飲食其實就是在細細的品味人與食物之間靈魂的互動。」他形容得真是太好了，我必須說，當視覺、嗅覺、味覺加乘在一起、耳邊又聽的是對飲食的讚美，心裡洋溢著是一堂歡聚的喜悅，連快樂中樞想置之不理也難！

　　古今中外的美妙旋律、歌聲戲曲，撫慰了多少人心，我衷心的希望自律神經失調的病友們，能夠留點時間給自己，好好的慰勞被你折騰到失常的眼、耳、鼻、舌、身、意。當快樂的感覺回來了，笑容開始了，眼所見的周遭人事及環境，也跟著鮮活亮麗起來。

　　當人的氣場改變了，做事也輕快了，順心多了；等身心走出陰霾，痊癒後再回頭看，就會知道自律神經失調過程中不舒服的症狀，原來是自己當時逃脫不出來的一張虛幻的天羅地網！

國家圖書館出版品預行編目(CIP)資料

中西醫併治遠離身心症
經絡與自律神經的協奏共舞
/ 賴榮年作. -- 初版.
-- 臺北市：大塊文化, 2016.06
　面； 公分. -- (Care ; 44)
ISBN 978-986-213-713-0(平裝)
1.自主神經 2.中西醫整合
415.943　　　　　　　105010059

CARE
Good Care ,
Good Living